中公新書 2646

村上靖彦著

ケアとは何か

看護・福祉で大事なこと

中央公論新社刊

まえがき

亡くなった私の家族について、医療にまつわる思い出を二つ記したい。

ひとつは脳腫瘍《のうしゅよう》の手術後、祖父が都心の病院のＩＣＵ（集中治療室）に入院したときのことである。出張時に見舞いに訪れた私が、二重のドアを抜け、窓がない新築の病棟に入ると、ひとりの若い看護師が祖父のベッドサイドにいた。彼女は、私に挨拶することもなく、祖父の足元のモニターだけを注視していた。祖父のほうにもまったく声かけもせず、関心すら持っていないように見えた。当時はまだ看護師への聞き取りを始める前だったのだが、その様子は鮮明に覚えている。

もうひとつの思い出は、祖母が九九歳で亡くなる直前に入院していた東京郊外の病院のことである。この病院が今どき珍しいびっくりするようなおんぼろの病院で、幽霊がたくさん出そうな風情だった。入院してから嚥下《えんげ》もだんだん難しくなり、祖母は完全に寝たきりになったのだが、それでも二年にわたる入院のほとんどの期間、最後の一回の見舞いを除いて、私のことは分かってくれた。

「おんぼろ」の「幽霊病院」という印象は最後まで変わらなかったのだが、何度か行くうちに、いつ訪れても祖母がとても清潔で快適そうな様子であることに気づいた。出張の合間の見舞いだったので、面会時間外にナースステーション（というより「詰め所」と呼ぶにふさわしい場所だった）に看護師を訪れても、皆にこやかで、最近の祖母の様子を細かく教えてくださった。

もちろん超急性期で救命と治療が優先される病棟と、治療が課題となってはいない慢性期の老人病棟との違いはある。本書でも引用するとおり、高度な医療環境と日夜格闘するなかで、コミュニケーションに全力を尽くし、患者を気づかう急性期病棟の看護師がたくさんいることも、今はよく知っている。とはいえ、祖父と祖母の入院の対照的な様子は、「ケア」とは何かを考えさせる材料となるだろう。

病・ケガや死は避けたいものであるが、避けられない。それを前提とした上で、生を肯定し、支える営みがケアである。治療が不可能になったときにもケアは続く。ケアの必要性は、患者や障害者とその家族、あるいは困窮した状況に追い込まれた人に立ち会うときに生じる。

私は二〇〇三年から小児科病院で自閉症の研究を開始し、二〇一〇年からは看護師をはじめとする援助職のインタビューをしてきた。私自身は患者・当事者でも医療者でもない研究者である。誰の助けにもならず、何も知らない傍観者として、医師、看護師、心理士、保育士、社会福祉士といったさまざまな人たちと出会った。それぞれの支援の具体的な内容はひとくくりにできるようなものではなく、多様である。しかしながら、苦痛や逆境に置かれた人たちを支えているという点は、すべての分野のケアラー（援助職であるなしにかかわらず、「ケアする人」を表す広義の呼称）に共通している。

本書の目的は、私が深い尊敬の念を抱くケアラーの方々から得た学びから、「ケアの要点」を描き出すことである。そして、しばしば領域ごとに分けて語られがちなケアを、ひとつの専門領域に閉じることなく、横断的に考えてみたい。

本書では、身体医学と精神医学を連続的に扱い、医療や福祉、ピアサポートなども連続的に扱う。さらには、心と身体と社会も連動的に語られることになる。特に身体については、医療行為の対象となる「臓器」としての側面ではなく、私たちが内側から感じるあいまいな〈からだ〉としての側面にクローズアップしていく。

内側から感じる〈からだ〉の感覚や動き、好不調、気分といったものは、日常的に「心」と呼ばれているものと混じり合う。つまり、私たちの内側からの感覚という視点に立ったとき、身体は客観的に扱うことのできる「臓器」ではなくなり、心と〈からだ〉の区別はあいまいになっていくのだ。

ケアは、このようにあいまいな〈からだ〉と積極的に関わるものである。身体を治療する医療と、〈からだ〉にアプローチするケア。この両者は、微妙に重なり合いつつも、区別される。たとえば終末期に身体的な治療が難しくなった場面でも、〈からだ〉を通したケアは続く。あえて本書では、医療行為を超えたところにあるケアの場面を浮き彫りにするような記述を試みたい。

ケアは人間の本質そのものでもある。そもそも、人間は自力では生存することができない未熟な状態で生まれてくる。つまり、ある意味で新生児は障害者や病人と同じ条件下に置かれる。さらに付け加えるなら、弱い存在であること、誰かに依存しなくては生きていけないということ、支援を必要とするということは人間の出発点であり、すべての人に共通する基本的な性質である。誰の助けも必要とせずに生きることができる人は存在しない。人間社会では、いつも誰かが誰かをサポートしている。ならば、「独りでは生存することができない仲間を助ける生物」として、人間を定義することもできるのではないか。弱さを他の人が支えること。これが人間の条件であり、可能性でもあるといえないだろうか。

本書の議論は、誰もが日常的に家族や周囲に対して行っているようなケアにも拡張できるものだが、とりわけ医療や福祉といった援助の現場での実践を想定している。援助職によるケアは、病や障害・逆境を前提とするところに特徴がある。それゆえ、患者や利用者の生活に制限が加わるところからケアが始まる。第三者として「弱さを抱える人と関わる実践」なのである。

病や貧困の経験は偶然のものであり、理由などない理不尽なものであろう。「なぜ私ががんになったのか?」という問いに対して、何か理由を考え出したとしても、後付けのものでしかない。さらに援助職の側の経験もまた、患者との偶然の出会い、これまでの人生の来歴、偶然の職場環境、そのときの状況といった個別性と偶然に取り囲まれているだろう。この偶然性を切り捨てたところでケアが行われることはない。ケアは、最終的には偶然の運命と対《たい》峙《じ》する人のそばにいる営みだということもできる。

エビデンスにもとづく医療は多くの人にとって有効な手段を講じるため、一人ひとり異なる個々の経験とその偶然性は脇に置く。しかし、すでに述べてきたように、ケアが出来事・偶然の出会い、背景の多様さを前提にしている以上、個別の体験からしか見えてこないものも確かにある。

実際、看護学者の西村《にしむら》ユミが指摘しているように、しばしばケアラーは「引っ掛かり」の残る個別の事例を実践の糧《かて》としている（『看護実践の語り』、九三頁）。「引っ掛かり」は標準化された事例から外れた特異な事例において生じる。医療的ケアの世界で生じるさまざまな困難は、解決しきれないことも多い。皆日々悩みながら、迷いながら実践している。ケアとは困難を出発点として、切れかけたつながりを修復する営みでもあるのだ。

本書では、当事者やケアラーの「語り」を軸に、ケアとは何かを考えていく。偶然性と個別性は、本人の声に耳を傾けたとき、その意味をもっとも顕《あらわ》にする。まずは、あらゆるケアの出発点となる「意思疎通」についての議論から始めよう。

ケアとは何か†目次

凡例

・引用文献について、本文中では著者名（初出のみ）・タイトル（および雑誌名）・引用頁数の簡易な表示に留めている。詳細な書誌情報は、巻末の参考文献一覧を参照されたい。

・〔 〕内のテキストは引用者による注記であり、〔…〕は省略を示す。

・著者がこれまで行ったインタビューからの引用については、基本的に拙著『摘便とお花見』、『仙人と妄想デートする』、『在宅無限大』、『現象学でよみとく　専門看護師のコンピテンシー』（井部俊子との共著）、『子どもたちがつくる町』に収録のテキストを底本とした。逐次断ってはいないが、形式上の改変や補足を施している場合がある。なお、七－八、一〇、一二、七〇－七一、七七、八一－八二、八三－八四、一一四－一一五、一一八－一一九、二二三頁のインタビューは初出である。

第一章　コミュニケーションを取る
――「困難な意思疎通」とケア

1　サインをキャッチする

ケアの目的

ケアとは生きることを肯定する営みだ。たとえ大きな苦痛や逆境の果てに、定めとしての死に至るプロセスであったとしても、生を肯定する。「では、どうやって？」それを考えていくことが、本書全体を貫く主題である。

まずはケアのゴールから考えたい。それはおそらく、患者や苦境の当事者が自分の力を発揮しながら生き抜き、自らを表現し、自らの願いに沿って行為することであろう。これは一見奇妙な回答に見えるかもしれない。ケアというのは、苦しんでいる人の苦痛を緩和したり、生活に困難を抱えた人の身の回りの世話をすることだというのが一般的な捉え方だからだ。

しかし「ゴール」という意味でいえば、当事者が自身の〈からだ〉の感覚を再発見し、自らの願いを保てる、そのような力の発揮を目指すことこそがケアのゴールだということを、私は援助職の方々から教わってきた。もちろん、ケアの当事者は自分が持つ力を独りで発揮することはできない。誰かとつながったときに、孤立した状況下で萎縮していた本来の力を発揮することができるようになる。それゆえ、つながることについての議論から本書は始まることになる。

看護の理論家であるジョイス・トラベルビーは、次のように書き残している（トラベルビー『人間対人間の看護』、一二二－一二三頁）。

病むことは、孤独であるということであり、自分の孤独の中核にあるものを和らげられないこと、あるいは、ほかの人に伝えることさえできないことである。

この定義に沿っていうなら、ケアは病む人と共にある営みであって、治すことを試みることでは必ずしもない。むしろコミュニケーションを絶やさない努力だ。治療がもはや効力を持たなくなった場面においても、ケアのコミュニケーションは続く。

意識が薄れている人、身体が動かない人もまた何かを伝えようとする。指のかすかな動きかもしれないし、瞬《まばた》きかもしれないが、キャッチする人がいればそれはサインとなり、キャッチすること自体がケアとなる。あるいは暴言や暴力や何らかの精神症状という形で自らの苦境を表現する人もいる。しかし、そのような表現は、それを「ＳＯＳ」として聴き取る人の耳にとってのみサインとなり、聴き取ることそのものがケアとなる。

当事者のサインがなんとか受け止められ、試行錯誤のなかで対応されたとき、ケアが始まる。言うまでもなく、このようなケアが始まるための前提条件として、苦痛や苦境のなかにある当事者とコンタクトを取ろうとするケアラーの側の努力がある。

そばに立ち会い、つながりをつくること。そして真摯《しんし》に当事者の声を聴こうとすることによって、初めて支えることが可能になる。これは当たり前のことのように思えるかもしれない。しかし、日常的には気に留めることもなく成立しているコミュニケーションが、支援の現場ではとたんに難しいものとなる。それゆえ、困難を乗り越え、つながるための強い意志と技術がケアの現場を支える。

コミュニケーションを絶やさない努力が重要になるもうひとつの理由は、患者や当事者を周りの人とつなぎなおすことが、しばしばケアの出発点ともなるからである。たとえば家族の問題がそうだ。患者と家族のあいだに深刻な亀裂が入ることは少なくない。あるいはもともと家族関係が悪いなかで病に倒れたとき、家族の亀裂が際立つこともある。それゆえ、看《み》取《と》りのケアが「家族の関係を修復する」という形で成就する場面も見聞きする。

病や逆境は二重の孤独をもたらす。単に人との関わりが断たれるだけでなく、その孤独を表明することすらできなくなるという切断である。援助職は、そのような困難にある人とつながろうとする努力をする人でもある。

コミュニケーションの四類型

ケアの現場では、意思疎通が困難なケースが多くある。そこで、まずはケアにおけるコミュニケーションとは何なのかを考えたい。例に取るのは、筋萎縮性側索硬化症《きんいしゅくせいそくさくこうかしょう》（ALS）の患者、生まれたての乳幼児、植物状態にある人など、微細なサイン、あるいは「偽装された」サインをケアラーが読み取る必要がある場面である。

以下では、コミュニケーションを次の四類型に整理しよう。

①当事者からのサインをケアラーが感じ取る
②ケアラーから当事者にアプローチする
③当事者の位置にケアラーが立とうとする
④当事者と共に居る

ケアが前提とする一対一のコミュニケーションの型は、これら四つの要素の組み合わせで成り立っていると考えることができる。いずれにしても、相手を一〇〇パーセント理解することは不可能だということを前提としなければならない。「私はあなたのことを理解している」という思い込みは、当事者への暴力になる危険と常に背中合わせである。それでも、理解しようと最大限の努力をはらわなければならないというジレンマのなかで、考え続けるのがケアラー特有の倫理観といえるだろう。

サインをキャッチする力

さて、第一の側面は「当事者のサインをケアラーが感じ取る」というベクトルである。相手からこちらへと発せられるサインを感じ取るということ――すなわち眼差《まなざ》しを感じたり、呼び声を捉えるという行為だ。患者や当事者からの呼びかけに気づくことは当たり前のことに思えるかもしれないが、これが困難になる場面を今まで数多く見聞きしてきた。

サインは患者や当事者からの呼びかけである。同時に、微細なサインの読み取りはケアラーの側の積極的な努力のたまものでもある。コミュニケーションの限界に至っても、患者の側にはサインを出す力と努力があり、ケアラーの側には、サインをキャッチする感受性と努力がある。

サインをキャッチする力は、おそらくもっとも根源的《プリミティブ》な哺乳類《ほにゅうるい》の機能である。こちらに向かって訴えかけてくる何かをキャッチする力、すなわち誰かからの声かけに気づく、あるいは眼差しに気づくという力は、人間にとって本来的なものだ。新生児が生後すぐに自分の母親の声を聞き分け、アンテナを強く向けるという研究もある。呼びかけを受け止める力というのは人間にほぼ生得的に備わっている力であり、ケアとはある意味、この力を最大限追求する営みだということもできるだろう。

体が動かない人のサイン

すでに述べたように、患者が発するサインと出会う場所でケアは生じる。サインを出すことが極めて難しい状況下で、ケアラーたちはサインをキャッチする技術を研ぎ澄ませていく。そしてサインをキャッチする技術が、先述したようにケアを成り立たせるためのそもそもの出発点となる。次の場面は、ALS患者を専門に介護するヘルパーの山田康子《やまだやすこ》さんの語りである（以下、インタビューの「――」以下は著者の発言部分を示す）。

山田さん　難しいですね、本当に。具体的にどんなふうになっているかというと、その方って眼球がもう動かない。動きがかなり落ちてきていて、まぶたも随意的にぱっと開けられる状態ではなくなっているので、少しだけ上まぶたを介護者が黒目が見える程度に開けてあげて、文字盤に「あかさなた」「はまやらわ」を打って、二択をまず提示して〔…〕透明の文字盤みたいなものに、マルとバツでくくって、「マルだったら、上に黒目を上げてください〔…〕」というやり方で、黒目がふうって上を向いたら、イエスと取るんですね。でも、それに合わせて必ずしも上がるとは限らないですね。だから何度も〔…〕「うーん、分かんない。もう一回訊《き》きますね」というような感じで、延々やっていくんですね。フフ。それで、「あかさたな」のほうだったら、「あかさ」と「たな」で二択をつくって、というふうに、二択と二択でこう、切っていくんですね〔…〕だから本当にあの、一〇文字ぐらい読み取るのに、たぶん三時間とかかかりますね。

――へえ。

山田さん　でも、それでも、意味をなさない単語がつながっちゃうときもあれば、『あ、これってこう〔いうメッセージ〕なんだ』という単語を一生懸命向こうが伝えてきてくれるのが分かるときもあるし、すごい〔いつまでも〕読み取れないときは、「ああ……」って。「ごめんなさい。本当に」〔って〕〔…〕大変というか、ご本人が一番大変なんですけど。〔でも〕やっぱり、それこそやっぱり、ここで投げたらいかんというのは、はい。そう思いますね。フフ。

患者はかすかに動かせる眼球で、五〇音をモールス信号のようにひとつずつ示そうとする。山田さんはそれをキャッチしようと試みる。

コミュニケーションを表現するために山田さんが使う動詞は「打つ」「くる」「取る」「切る」である。語りというよりは、文字盤を介して一音一音を読み取る動作であることが分かるだろう。ここでは確かに相手のサインをキャッチするための山田さんの努力が見受けられる。そして患者も、眼球を動かせるか動かせないかぎりぎりの状態にあるなかで、サインを出す最大限の努力をしている。「打つ」「くる」という動詞には、サインの出し手と受け手の共同作業で文字が成立する様子がよく表現されている。

しかし読み取りが難しいので、この意思疎通の手段は常に頓挫《とんざ》するリスクをはらむ。一〇文字を三時間かけて伝達しようと試みても、結局できないこともある。だがその過程で、たとえ文字が読み取れないときでも、ある意味で患者と山田さんとは絶えずコミュニケーションを取り続けているともいえるだろう。うまくいかなかったとしても、三時間の一瞬一瞬がすべて意思疎通のためにつながろうとする時間だ。

インタビューで再現される発話は「ごめんなさい」「ここで投げたらあかん」と、内心で思う山田さん自身のモノローグなのだが、そのあいだ無言のまま、三時間にわたってお互いが言葉を取り交わそうと努力し続けているという、純粋なコミュニケーションが垣間見《かいまみ》られる。

それは両者が言葉を取り交わそうと試みる〈出会いの場〉だといえる。〈出会いの場〉とは、**〈からだ〉と〈からだ〉が触発し合い、互いに何らかのサインを受け取る場である。**言葉がなくても〈出会いの場〉は成立しうる。無言のまま、何気なく共に居ることで、いつの間にか〈出会いの場〉が開かれていたということもあるだろう。あるいは、サインが示されたとしても、ケアラーの側の注意力が働かなければ〈出会いの場〉が開かれないこともある。ケアラーが定期的に言葉をかけていたとしても、それが機械的な指示に終始していたら、〈出会いの場〉は開かない。

〈出会いの場〉は自《おの》ずと開かれることもあれば、サインを出す側と受け取る側双方が持つ願いと力に依存することもある。ともかく、物理的な三次元空間で並列されるモノ同士の衝突とは質的に異なる、〈出会い〉固有の次元において、私たちは誰かと触発し合い、共に居る。コミュニケーションが極めて困難であったとしても、そこであきらめたら当事者は誰とも言葉を交わせずに孤立してしまう。お互いに努力を続けることで、具体的な単語は伝わっていなくとも、〈出会いの場〉が開かれ、コミュニケーションとなる。それゆえ、「ここで投げたらあかん」という要請が生じる。「ここで投げたらあかん」というのは、サインの読み取りが不可能になっていく衰弱の瞬間にこそ、いっそう際立つ倫理でもある。コミュニケーションこそが人間の生にとって消しがたい価値であることが、ケアの倫理においてはっきりと示されている。

山田さん　『読めないからもう読みたくない』って、やっぱり思う自分がいるんですけど、でも『読みたくない』って言ったらそこでおしまいだなと思うし、もう、字面《じづら》が分からなくても、「とにかくあなたが言いたいことを読みますよ」というふうに、こっちの態度を、そういうふうに利用者さんに寄り添わせるというか。しんどいですけどね、ウフフ。それも大事かなっていう、はい。

「とにかくあなたが言いたいことを読みますよ」という言葉から、読み取ることができたという結果よりも、〈出会いの場〉を閉じないという意志と持続が大事であるという信念が伝わる。読み取ることの極度の困難と読まなくてはいけないという要請が拮抗《きっこう》し、さらに「もう読みたくない」というあきらめと読み取ろうとする意志とがぶつかる。こうした二対の対立する力のなかでケアは成立する。

同時に、「あなたが言いたいことを読みますよ」という言葉によって、コミュニケーションのベクトルがはっきり当事者へと向けられる。もしもこの努力がなかったとしたら、この人は孤立のなかに閉じ込められることになる。意思疎通が困難な当事者が社会のなかで存在しうるのは、まさにこうした山田さんが行っているような地道な努力の結果なのだ。

あかちゃんのSOS

先のALS患者のケースでは、患者の側に「何か言いたいことがある」という前提がある。患者の意思があることは疑いようがないし、読み取れるはずだという信念のもとに、サインを読み取ろうとするケアラーの努力が成り立っている。

いっぽう、意思が前提とされないサインもある。次の場面は、養育困難を心配されている家庭を助産師の松浦洋栄《まつうらひろえ》さんが訪問する際のひとコマである。

松浦さん　訪問に行ったらね、ハイリスクのところに行くでしょ。それで、あかちゃんを抱っこするときに毎回、毎週抱っこしてたりするとね〔…〕一ヶ月、二ヶ月だから、フニャフニャしているって感じのほうが多いんだけど、三ヶ月ぐらいまでの子で、何かの棒のように硬いときがあるんですよ。

——うん。うん。

松浦さん　抱っこしたら、「え？」って。〔…〕それで、私、そういうときは、『ああ、これはもう、なんか大変なことが、その前にあったんだろ』と思うから、そういうときは「お母さん、昨日とか、昨日の晩とか何かあった？」っていうふうに訊くんですよね。〔…〕そういうときは、何かあるんですよ、訊いたら、ほんまに。直接あかちゃんに何かしているわけじゃないですよ。でも、「お母さんが」言ってくれたりするときがあるんですね。「昨日の晩、夫と喧嘩《けんか》して、包丁出して、包丁騒ぎになった」とか。あかちゃんって「それを」見てるんですね。

あかちゃんが〈からだ〉をこわばらせる動作を、松浦さんはサインとして受け止める。ケアラーから当事者へと向かう読み取りへの感度を極限まで高めることで、初めてあかちゃんの緊張がコミュニケーションになる。

この場合、まだ言葉を話さないあかちゃんの体が発するサインを松浦さんが家族全体のSOSとしてキャッチするのだから、助産師の側の受容性が重要になる。言い換えれば、言葉を持たない人の緊張を、家族全体のSOSのサインとして読み取るケアラーが、親と子どもの関係をつなぐ。単に当事者のサインをキャッチするだけでなく、それを家庭全体のケアへとつなげるのだ。

このあかちゃんは、面前DVにおののいて〈からだ〉を硬くしている。つまり、ある意味での人間関係を感じ取っている。〈からだ〉のこわばりは乳児の言語的な表現ではないが、家族間の緊張を翻訳しているサインである。助産師にとっては、乳児の体を通して家族全体の関係を知るチャンスとなる。

さらに言い換えれば、〈出会いの場〉において、あかちゃんの〈からだ〉のこわばりがメッセージとして受け取られることで、あかちゃんと家族全体との出会い方が見えてくる。助産師はあかちゃんを通して母親からの密《ひそ》かなSOSに出会う。母親は自分では表現できない、助けも求められない困難のなかにいるのだが、あかちゃんからのサインによって、ケアラーとのコミュニケーションが開かれる。

〈からだ〉に耳を傾ける

主に眼差しや声、ふるまいなどで表現されるサインは、当事者からケアラーへ向かうベクトルであり、その人の力である。対して、かすかなサインを受け取る感受性は、ケアラーの力だ。その感受性は相手の〈からだ〉と生命を感じ取る働きを基盤にしている。

それがよりはっきりするのは、極端な形を取るコミュニケーション、すなわち自発的にはサインを出せない人とのコミュニケーションである。そこでは、発せられているかどうかも分からないサインを受け取るための集中力と感受性が必要になる。まず求められるのは、その人の〈からだ〉に耳を傾けることだ。身体をモノとして扱っているうちは、いくら身の回りの世話をしていたとしても、当事者の生命を尊重しているとはいいがたい。そして、その〈からだ〉から「声」を感じ取ることができたとき、単に生存しているという事実を超えて、何らかの意味をケアラーは当事者から受け取ることになる。

西村ユミは、このような場面を発見し、繊細に記述した。定義上は意識がないとされ、意思疎通ができないと診断されてきた患者たちと、コミュニケーションしている感覚を持つ看護師たち。彼ら／彼女らが直面したあいまいな現象に、西村は焦点を当てた。次の文は、植物状態（遷延性《せんえんせい》意識障害）の患者（岡野さん）に向けて、心から話しかけると反応があると語る看護師（Bさん）についてのものである（西村ユミ「交流をかたちづくるもの」『講座　生命 vol.6』、二一七頁、傍点による強調は原書による)。

このことは〔看護師〕Bさんの、例えば医師らが返事を見せて欲しいと言ったときのように、「他の人がいる前でやるのは話じゃなくて声かけ」という語りの中に如実に表されている。Bさんにとって「話」と「声かけ」は違っている。「声かけにも反応返ってくるときはある」が、話は、まさにいつもBさんが患者の傍らで行っている営みであって、「なんかね、人間として、人間と人間とでね、本当にね、あなたと話したいって感じで……」「自分の気持ちとかそういうものを交えて告白するみたいな感じ」で行っていることなのである。そのときの瞬目《しゅんもく》〔まばたき〕は、「目に力が入って」おり、「意気込みが違う」「気持ちがのっている」ように「伝わってくる」という。つまり、〔植物状態の〕岡野さんとの話の中から自然に押しだされてくる訴えかけが、そのときの瞬目には宿されているのである。それが、「瞬目反応とかあまり出してくれない患者さん」のまばたきに、「本音」を感じさせるのではないだろうか。

一方声かけは、「単発的にこちら側からかけた、……挨拶とか、何とかしますよ、いいですか」のようなやり取りだという。医師に岡野さんの返事を「見せてよ」と言われてしまっているのは、この声かけなのである。

「人間と人間とでね、本当にね、あなたと話したいって感じで……」「自分の気持ちとかそういうものを交えて告白するみたいな感じ」で話しかけるということは、目の前にいる当事者に対して、コミュニケーションの相手として「声をかける」ということだろう。そこでは〈出会いの場〉を開こうとする意志が求められる。「わかったら反応してください」というような、相手を検査対象としてみる医療者の事務的声かけとは質が異なるということだ。

次に同じ病棟の別の看護師（Aさん）が語るのは、長く植物状態にあった患者（住田さん）が痙攣《けいれん》を起こして終末期に入った場面である（西村ユミ『語りかける身体』、八九–九一頁）。

痙攣発作が起こる前までは、声かけに対するまばたきの動きで、コミュニケーションをとっていた。「もともと白内障があって見えているかどうかは別だけれども」、少なくともAさんにはそのように感じとれていた。Aさんの表現では「聞こえて分かる、見えてるかなっていうような、私が映っていて、分かってくれてるだろうなっていうのが、ぱっと見て分かっていた」という。しかし、約二日間の痙攣後に「ぱっと目を覗《のぞ》き込んだとき、私が映っていない」という印象をもった。そして、Aさんはこの大痙攣を契機に「住田さんの目つきが変わってしまった」「その目を覗き込んだら何も映ってないような気がした」

と言う。しかし、他のスタッフの記録には「パッチンと瞬目がある」と書かれており、「瞬目があいまい」と記録をしていたのはAさんだけであった。このような他のスタッフとの見方の違いについて、Aさんは「痙攣を起こしたという情報が私の中にインプットされて私の目にフィルターがかかっていた可能性があった」とも考えたようだが、どちらが正しいかというよりも、自分の直観で「そう思っちゃったから仕方ない」と話す。

看護師は、患者の目のなかに「私が映っていて、分かってくれてる」と感じていた。不思議な言葉である。目のなかに「私が映る」とは視線の交差を表すのだろうか。それとも「あなたが私を見ているときには、あなたの瞳に私が映る」ということであろうか。

ともあれ、「分かってくれてる」というのは、〈出会いの場〉はすでに開かれていて、患者が看護師の言葉を受け取る可能性も、看護師に向けて患者がサインを出す可能性も、いつでも保証されているという感覚だろう。植物状態の人とも目が合うということは、〈出会いの場〉は何かとても基礎的な私たちの生存の次元で常に生じている出来事だということを示している。「目が合う」という日常の出来事が持つ不思議が描かれている。

私を見つめる瞳が、私を照らし返す。それが「目のなかに私が映る」ということであり、照らし返す患者の瞳と看護師との〈出会い〉だ。目が合ったとき、私たちは単なる物体としての眼球の知覚ではなく、〈私〉を照らし返す〈あなた〉の眼差しのなかに生を感じるのだ。

元体育教師だったフランス人のイヴ・ジネストによって提唱され、認知症ケアを刷新したユマニチュードというケア技法がある。その実践においても、「目を合わせること」は重要な要素として描かれている（本田美和子《ほんだみわこ》、イヴ・ジネスト、ロゼット・マレスコッティ『ユマニチュード入門』、四八 - 四九頁）。

〔…〕相手を見ない、ということは、「あなたは存在しない」というメッセージを送ることです。人は他者から「見てもらえない」状態では生きていけません。〔…〕したがって、ケアを受ける人に「あなたは、ここにいるのですよ」というメッセージを送り続けることが重要であり、これがユマニチュードの原点です。

目が合うということは、人が人として存在するということに関わる。植物状態の人の瞳に姿を映し出す、そのような看護師との〈出会いの場〉がある限り、患者はこの世界に存在し続け、生き続ける。

『語りかける身体』を初めて読んだときには、西村が描いた植物状態の患者とのコミュニケーションは、例外的な状況のように私には思えた。しかしその後、多くの看護師と出会うなかで、むしろ彼ら／彼女らにとっては日常的な場面ですらあるということを知った。植物状態の患者に限らず、どんな患者とのあいだでも、同様に〈出会いの場〉を開こうとケアラーは努力しているのだ。たとえば幻聴と妄想の世界のなかにいる重度の精神障害の患者へと声をかけ、対話を開こうとする精神科の看護師もまた、〈出会いの場〉を開こうとしているといえる。

患者の瞳に自らが映ること、目が合うこと、声を聞き取ることから始まるケアがある。コミュニケーションの限界に対する研ぎ澄まされた感受性が、プロのケアラーの技術的基礎になる。ケアという営為が明るみに出すのは、人間の微細な可能性の極限である。

もはや目が合う可能性がなくなった場合でさえも、〈出会いの場〉は開かれうる。次の引用は、ALSで筋力が衰えて〈からだ〉をまったく動かすことができなくなる「閉じ込め症候群」に陥った母親を介護する娘の述懐だ。母親は、もはやまぶたも眼球も動かせず、完全にコミュニケーションの可能性を断たれていた（川口有美子《かわぐちゆみこ》『逝かない身体』、一八四－一八五頁）。

病人に寄り添っているだけでも、一日のうちにさまざまな汗をかいているのに気がつく。〔…〕また心理的なこと、焦りとかストレスで発汗している場合がある。発汗には質的な

違いもあるから見逃せない。〔…〕

汗だけでなく、顔色も語っている。これは健康なときとそう変わらない。

運動神経疾患の人は表情が硬くなるので感情まで失われたように思われてしまうが、動かぬ皮膚の下の毛細血管は、患者の意識と生き生きとした情感がここにあることを教えてくれる。

母親の身体は動かないが、娘は代わりに身体の発汗や熱を〈からだ〉のサインとして読み取る。これはサインとして成立するぎりぎりの線だろう。発汗や発熱は生理的な現象であって、意図的な意思表示ではない。それでもこれらがサインたりえているのは、身体の生理現象を〈からだ〉からのサインへと翻訳するケアラーの側の感受性ゆえである。生命を感じ取るという仕方で、川口は母親との〈出会いの場〉を開き続けている。

ある日、ついにサインがまったく見当たらなくなる瞬間が来るかもしれない。そうなってしまっても、当事者の存在は最後まで残る。その存在の重みは、川口有美子によって「蘭《らん》の花を育てるように大事に」と表現された。まさにそのとおりだろう。

2　声をかける

声かけと〈出会いの場〉

動かない身体から生命をどう感じ取るか――。前節では、ケアにとって重要な前提となるケアラーの研ぎ澄まされた感受性を取り上げた。

私が出会ったケアラーは声を出せない人に対しても心から声をかけていた。サインをキャッチする努力は、声をかける能動性と合わさってケアの核心となる。

次に引用するのは、重症患者が多く入院する救命救急病院に勤めるベテラン看護師の比田《ひだ》井《い》理恵《りえ》さんが、意識のない患者たちに声をかけていく場面だ〔井部《いべ》俊子《としこ》、村上靖彦編『現象学でよみとく専門看護師のコンピテンシー』、五三頁〕。

比田井さん　だから、何でしょうね。植物〔状態〕で生きていらっしゃる方もいるんですけど、そういう方々の、存在の意味っていうのは、すごく自分も大事に思っていて。で、その〔植物状態の〕方のところ、ラウンド〔見回り〕のときにちょこちょこ行って、声をかけたりするんですけど、でも、私自身――一方通行の話なんですけど――ほっとするというか、そこに行くと。それで、「どうですか」なんて話をしたり、「風邪《かぜ》ひくといけないから、あたたかくしてくださいね」とか、そういう勝手なこちらの話をしたりして、帰ってくるんですけど。なんかやっぱり、そこにも意味はあるんだろうなと思いながら。

ここにずっと二十何年もいて、やっぱり、生きると死ぬっていうことを、すごく考えさせられているというか、勉強させてもらっている感じが、すごくします。はい。

意識が戻ることがないであろう人も、声をかけることで決して独りにしない――。このようなコミュニケーションに向けての強い意志は、患者から医療者への信頼を支える。相手からのサインが発せられないとしても、声をかけることによってケアラーの側から〈出会いの場〉を開くのだ。前節までの場面では、当事者の繊細なサインを感じ取るための感受性が問われていたが、ここからは積極的に〈出会いの場〉を開くための能動性について考える。その重要な論点が「声かけ」である。

声かけによって開かれる〈出会いの場〉では、誰もが他の人と共に居る世界に置かれる。次に登場する看護師の宇都宮明美《うつのみやあけみ》さんも、声かけの持つ働きを印象的に語っている。自分が新人だったころの出来事の回想である。叔母《おば》の葬儀で子どもに声をかける場面だ（同、一九一‐二〇頁）。

宇都宮さん　母が、すごいフランクに訊く人なんですね、なんでも。それで、たまたま私の叔母が、下の子が小学生、上のお姉ちゃんが中学生ぐらいのときに、胃がんで早く亡くなってしまって。そのお通夜からずっと〔子どもたちと一緒に〕いたときに、私にしたら『ああすごくかわいそう』って、そのときにはもう看護師になっていたと思うんですけど、『すごくかわいそう』という気持ちはあるけど、どう声をかけていいか分からない〔…〕医療者で、そういう場面にもよく立ち会っているのに、『私ってやっぱり声かけるの下手《へた》だな』と思っていたんですよね。〔…〕

そうすると、うちの母がひゅってその二人に寄っていって、「悲しい？」って訊いたんです。『悲しいに決まってるじゃない！』と、私はそれを聞いていて思ったんですよ。『なんてこと訊くんだろう？』って、『うちの母、本当にぶしつけだな』って。

ですけど、そうしたらそれまで全然〔悲しそうなそぶりを見せずに〕、普通に二人できょとんとしてた感じだったんですね、受け止めていないわけじゃないのにね。なのに〔二人が〕すっごいそのときに泣いて、ずっと。なんていうのかな、お母さんとの思い出をわあっと語ったんですよね。それで私はすごくびっくりして、『本当はなんかいろいろ言いたかったんだな』というのが分かったんです。『その最初の一言が誰にもかけられなくって、言えなかったのかな』と思ったときに、『ああやってストレートに訊くって実は大事なんだな』っていうことを、私気づかされて。まったく素人《しろうと》の母親に気づかされて。それで、『ああ、これからはストレートに訊こう』って思ったんですよね。なので、なるべくストレートに訊くようにしているし、『自分が感じた感覚を返そう』と思ったんですね。

母親を失い、途方に暮れているきょうだいは葬儀の集まりのなかで孤立している。泣くこともできずに押し黙っている。そこに叔母が「ひゅって」その二人に寄っていって、「「悲しい？」って」声をかけたことで、初めてきょうだいは「わあっと」自分の感情を表現する。声かけによって「きょとんと」「ひゅっ」「わあっ」という身体のリズムが生まれる。身体のリズムが活性化し、子どもの〈からだ〉は生き生きとした様子を回復する。そうして、子どもたちは世界のなかに存在を獲得する。さらに声かけを通じて対話の回路を開くことで、子どもたちは母親を失った悲しさを言葉で他の人に伝えられるようになる。〈からだ〉と言葉が関係としてつながることで、子どもたちが直面している母親の死という受け入れがたい現実に対して、言葉が与えられる。「本当はなんかいろいろ言いたかったんだな」ということがこのとき判明する。この声かけがなかったとしたら、子どもたちには母親の死を悼む機会も、周りの人に悲しさを伝える機会もなかったかもしれない。

ここから宇都宮さんが得たものは「自分が感じた感覚を〔患者や家族に〕返そう」という教訓である。すなわち、切断されて孤立した人と出会う場を開いてつながろうという意思である。言い換えれば、当事者が語らない状況を感じ取り、その感じたままの思いを伝えることで当事者の身体を触発し、対話を可能にすることが目指される。宇都宮さんのいう「自分が感じた感覚」、つまり潜在的な〈出会い〉をキャッチして「ストレートに訊く」という心がけが、ここで〈出会いの場〉を開いた。いったんは悲哀のなかに孤立した当事者を人格的な関係のなかに位置づけなおすものが、実践としての声かけだったのである。

3　相手の位置に立つ

一・五人称の看護

相手からのサインをキャッチする。声かけによって〈出会いの場〉を開く。ケアの要点として、その次に来るのが「相手の位置に立つ」ということである。人は相手の経験をそれとなく感じ取り、相手の位置に立とうとする性向を持っている。まちがえることもあるし、私自身もそうだが相手の立場に立つのが苦手な人というのもいる。しかし、「もしも相手の位置に立ったら」と仮定して推論するという感覚は、人間生来のものとして認めてよいだろう。「相手の位置に立ってものを考えよう」というのは、あまりにも素朴な要請である。

ところが、他者の思いは多くの場合、謎として登場する。ケアの現場では、患者や当事者が心の底でどう感じているかは解答不可能な難問であり、だからといってこれをないがしろにしてしまうと、とたんに実践が非倫理的なものになる。「相手の位置に立つことが必要であり、かつ不可能でもある」というジレンマが、対人関係の根底にある。

先ほど葬儀の場面での子どもへの声かけについて語った宇都宮さんは、患者の立場に立つ努力を「一・五人称の看護」と表現する。二人称ではまだ〈私〉と〈あなた〉の距離がある。相手の立場に十分立っているとはいえない。そのため、〈私〉と〈あなた〉の中間の一・五人称にまで踏み込む努力をするというのである。

興味深いのは、相手の立場に立つということが、共感や想像力ではなく、声かけという具体的な身振りとして立ち現れるということだ。相手を想像することは難しく、常に思い込みをはらむ。でも、相手を理解することが難しいならば、相手自身に尋ねればいい。つまり、一歩踏み込んで相手の位置に立つということが、相手の声を聴くことに直結する。声かけはその出発点となる。

相手の声に耳を傾ける

大阪市西成区《にしなり》で「こどもの里」という施設を運営し、地域の要保護児童対策地域協議会の司会も長くつとめる荘保共子《しょうほともこ》さんという人物がいる（こどもの里については第四章で詳しく触れる）。「子どもの命をど真ん中に」と呼びかけ、行政と民間のケアラーたちに、子どもが何を望んでいるのか、子どもにとって最善の利益は何なのかと問い続ける荘保さんの一貫した姿勢は、「相手の位置に立つ」というケアの倫理における最良の実践例のひとつである。

児童相談所や自治体は、しばしば制度や業務の都合で、支援や措置の方針を決定しようとする。声を出す親の意見しか訊かないことも多い。しかし、荘保さんはそのつど「ちょっと待って。それは子どもの視点に立ってますか？　子どもの声を聴きましたか？」と問いなおす。子どもの視点に立ち、子どもの最善の利益を守るためには、実際に子どもの声を聴かなくてはならないという確信ゆえだろう。

たとえば二〇一九年に千葉県野田市で起きた虐待死事件では、子どもが学校に出したSOSの手紙を教育委員会が親に開示したことで子どもが殺された。この事例では、子どもの声を聴くという意志は大人にまったく見られなかった。

「（暴力をふるい暴言を吐く）親が怖いのでもう会いたくない」と子どもが言っているときに は、家に戻すべきではない。反対に親が好きで「家に戻りたい」と語っている子どもを「親に養育能力がない」などの理由で施設に措置するのも、子どもの声を無視している（もちろん子どもの安全が守られるということが前提条件になるとしても）。異論もあることは承知だが、子どもが(親に強いられたのではなく本心から)親と共に暮らすことを望んでいるのなら、虐待や生活の不安を防ぎながら共に暮らすことができるサポートを考えるべきだろう。あえて単純化して言えば、子どもの声を聴かずに支援方針を決定してしまったら、それは子どもの位置に立って支援を考えたことにならない。この場合、「相手の位置に立って考えること」と「相手の声を聴くこと」は連動している。

このことは高齢者のケアでも当てはまる。訪問看護師の山下由香《やましたゆか》さんの語りから引用する（同、八九頁）。

山下さん〔私の研修を受けた看護師さんから〕「今訪問に行っている人、九〇過ぎでリハビリをやっているんですけど、最近〔リハビリを〕やってくれない。どうしたらいいですか」という相談があって。〔私が〕「リハビリは誰のご希望ですか?」って訊くと、「はっ!」

みたいな感じになったりとかして。〔…〕「デイサービスに行くときにその〔玄関先の〕五段ぐらい〔の階段〕が降りてもらえないで困るっていうご家族の希望もあって」とおっしゃっていて。〔私がお伝えしたのは〕「九〇過ぎてリハビリするのは大変なこともけっこうありますよ」って、「だから本人に訊いてみたらどうですかね」というふうに言ったら〔…〕「そうですね。本人がどうしたいかなんて全然考えませんでした」って。「訊いてもいないし」って言ってたので。〔…〕『やっぱそういうこと〔＝本人の希望〕がないがしろにされがちなんだなあ』って。それで、〔認知症の患者さんとのコミュニケーションが〕「うまくいかない」とか、「拒否される」とかっていう捉え方をされるけど、「そもそもあなたがやっていいかどうか訊いてないでしょ」っていう話かなって、そのときもやっぱり思いました。

認知症と診断された高齢者の意向はないがしろにされやすい。ここでも、相手の位置に立ってみることが非常に重要である。そのためには、まずは当事者に直接訊いてみることだ。もしかするとうまくいかないかもしれないが、意思疎通を図ろうとする努力そのものがケアとなる。当事者の話に耳を傾ける行為が、相手が何を感じ、何を考えているのかを理解し、相手の位置に立つというふるまいである。

グループのなかで語りを聴く

相手の立ち位置に立つことは、簡単なようでとても難しい。それが自然と可能になる強力な力を持つ場が、ピアグループではないかと思う。

ピアグループは、アルコール依存症であったり、がんのサバイバーであったり、共通の困難を持つ人たちが集まって語り合う場だ。いくつかのグループは、匿名で行うこともある。あるいはアルコホーリクス・アノニマス（匿名のアルコール依存症者たち）のように「言いっぱなし、聞きっぱなし」というルールをつくることで、語りやすくする工夫をすることもある。共通する苦労を持つがゆえに、語りが深まりやすい。

ピアグループは、言うなれば「〈からだ〉と〈からだ〉が出会う場」であり、「言葉が触発し会う場」であり、「共に居る」ことを前提とした上で生まれてくる関係である。ピアグループでは境涯のなかに共通点があるため、相手の位置に立ちながら語りを聴くうち、自分の過去が自然と思い出される。同じ苦労を持つ人が真剣に聴いてくれて、理解してくれるという安心感があるがゆえに語りやすい。このとき、ナラティブ（語り）を通して相手の位置が自ずと浮かび上がる。

映画『プリズン・サークル』（坂上香《さかがみかおり》監督、二〇二〇年）は、島根あさひ社会復帰促進センターという官民協働の刑務所でのグループワーク（治療共同体）を撮影したドキュメンタリー映画である。そのなかで、ある受刑者（この刑務所では「訓練生」と呼ぶ）が自分の犯行についてロールプレイをする場面が登場する。彼自身が犯人＝自分役を担当し、妊娠していた恋人や母親、被害者である叔父を他の受刑者のメンバーが担当する。

この受刑者は、収監当初は自分の犯行について「実感が湧かない」、被害者に対しても「特に何も思わない」と語っていた。しかし、グループワークのなかで、恋人役が中絶したことを告げ、「どう思ってるの？」と問い質《ただ》したり、被害者役の訓練生が「どういうつもりで親しい私に対してそういうことができたのか？　反省しているというが、信じることなどできるはずがない」と厳しい言葉を告げたりするなかで、受刑者の態度が変わり、やがては号泣しはじめる。グループワークが終わったあとの振り返りでは、恋人役を演じた受刑者も「被害者の視点に立つことができた」と語っている。ここでは主役の訓練生と恋人役を演じた訓練生双方に、相手の位置へと身を置くことができる瞬間が訪れている。

そして、同時にこれは自身の経験を言語化するプロセスでもある。意図的な感情移入でなく、受刑者同士の〈からだ〉が居合わせるなかで言葉が触発し合い、そして自ずと（刑務所の外にいる）恋人の位置に立ってしまう、そういう瞬間である。その瞬間、かつて犯行をおかした受刑者も、たまたま恋人役をつとめた受刑者も、彼らが役を演じた人々とかつて自らの周囲に居た人々が初めて「出会った」といえるのかもしれない。もちろん、被害者当人たちはその場にいなかったにもかかわらず、である。演技なのだが、もはやその体験は単なるフィクションではなくなり、生身の自分が露出し触発される生の体験となったのだ。

依存症や虐待経験者のなかには、人生のなかで自分の経験を言葉にする機会、あるいは自分の言葉を誰かが聴いてくれるといった機会を得ることが難しかった人も多い。孤立してしまっている彼ら／彼女らにとって、安心して語ることができる〈出会いの場〉をつくることは強い効力を発揮する。

私自身も、境遇の困難から虐待へと追い込まれた母親たちが集まるグループプログラムを調査するなかで、そのような場面に出会っている。子どもに暴力をふるってしまった女性たちの多くは、自分自身も困難な生活環境にありDVにさらされ、子ども時代に暴力や養育放棄にさらされた経験を持っていた。加害を責められることはあっても、自らが受けた傷については語る場所を持たなかった人たちがほとんどだ。加害と被害を共有する人が一処《ひとところ》に集った匿名のピアグループだからこそ、自分の経験を語り出すことが可能になる。

精神科医やカウンセラーにも語ったことがない幼少時の壮絶な経験を、ピアグループで初めて語ったという参加者が何人もいた。ピアグループの役割として、「自身の体験を語ることができる」というところにしばしば焦点が当てられるが、それが可能になるのは、実はその前に「他の人の経験を聴く」という過程を経ているためなのだ。仲間が語る困難の経験について自ら聴き手となり、向き合ったがゆえに、自分の経験にも言葉が与えられる。語り手の言葉に真剣に思いを馳《は》せる聴き手が居るという安心感があるからこそ、語ることができるようになるのだろう。私が聴き取った、ある参加者の語りを引用したい（拙著『母親の孤独から回復する』、八六頁）。

ミクロさん　うーん。何やろう。私のなかでは、すごい、自分の意見を言えることももちろんですけど、人の話を聴く楽しみというか。うん、他の人の生い立ちだったり、思っていることだったりっていうのをすごく聴きたくて、行っていた部分が一番強かったですね。何やろう、別に比べてるとか、そんなんでも全然ないんですけど。うーん。「ああ、こんなつらい思いしてる人居てるんや」とか。うーん、「そんな思いでここに来てはるんや」とかっていうのを、なんかすごく感じるし。一緒に参加している人の話が聴きたくて、行っていたっていうのが一番強いかなあと思いますね。

うーん。ま、そういう話を聴くようになってから、「ああ、自分も話していいんやなあ」っていうのも思えるようになったし。〔…〕子どもの話もすごく聴くようになったし。

ここで語られているのは、境遇の共通性ゆえに否応なく相手の位置に立って聴いてしまうというケースである。それぞれの参加者はまったく違った背景を持つのだが、しかし子どもに暴力をふるってしまったこと、そして自分自身もまた虐待を受けて困難な子ども時代を過ごしてきたことという二点が共通している。

相手の立場に立って話を聴く行為は、語り手と聴き手双方にとってのケアとなりうる。聴き手にとっては、経験を共有することで、今まで蓋をしてきた自分自身の経験に言葉が与えられ、自分が一人ではないことを確認することにつながる。そのことは、話を聴いてもらっている語り手にとっても大事な意味を持つ。

「共に居る」ことで〈出会いの場〉をつくり、聴くことで「相手の位置に立つ」。聴くことを出発点として、「ああ、自分も話していいんやなあ」と気づき、語る力が生まれる。つまり、聴くことはケアすることでもあり、ケアされることでもあるのだ。

4　コミュニケーションを阻む要因

器械への依存

ここまで、コミュニケーションを取ろうとする意志こそがケアの出発点となることを確認してきた。しかし、残念ながら、ケア職の現場はコミュニケーションが壊れやすい構造になっている。医療では臓器としての身体に注目する必要があるため、〈からだ〉がみえなくなりやすい。その上、医療や福祉の組織はパターナリスティック（庇護的）な関係性にもとづいて組み立てられていることも多い。

先に引用した西村ユミの『語りかける身体』は、意識を失い、脳波も検出できず、医学的にはもはや意思疎通ができないと診断された患者を相手に、看護師がコミュニケーションの手応えを感じている場合がしばしばあること、その事実への驚きが研究の動機だったという。技術に限界があるなかで、器械に頼ってコミュニケーションをあきらめてしまうのではなく、直感の正しさを信じる看護師の奮闘に焦点を当てた。コミュニケーションへの努力はこうした制約条件に抗する闘争でもある。

同じような場面に遭遇した人の話を、私も聞いたことがある。その方の母親は、ある深刻な感染症で意識を失い、入院先の病院でもはや意識は戻らないとみなされた。透析治療をしなければ生命維持が困難という状況で、医療者は意識障害を持つ患者への治療を継続することに躊躇《ちゅうちょ》したという。ところが、看病していたその方は、母親とコミュニケーションが取れていると感じていた。意識を取り戻すのではという直感のもと、透析の継続を求めたところ、三週間経《た》ったのちに意識を回復し、リハビリ病棟に移ることもできたという。医療器械のデータにもとづいてコミュニケーションと透析治療をあきらめてしまっていたら、回復することはなかった。患者の回復を願う家族であるがゆえに気づけるサインがあるということは、特段突飛な話ではないだろう。モノとしての身体の状態を見る医療器械では分からない、〈出会いの場〉での〈からだ〉のサインの受け取りという出来事がありうる。

看取りについても同様である。次のような場面を思い浮かべてほしい。実際の体験談をもとにしたものだ。

心不全で心停止を繰り返している患者さんの容態が悪化している。脈拍が落ちてきて、医師と看護師が慌てて処置をしている。医療者たちはモニターの値だけを見ている。看護師は、心拍数が三〇を切ったところで心臓マッサージをやめ、モニターの数値について二言三言、同僚と言葉を交わす。患者への声かけはなく、数値以外には患者についての言及もない——。

医療的には何もまちがっていない。可能な医療を尽くしても、もはや助かりようがない状況である。誤った処置も行われていない。しかし、モニターだけに注意が向いて当人が疎外され、何ら声をかけられることもない死の場面は、たとえ意識がなかったとしても、何か違和感を残すのではないだろうか。

もちろん例外はある。臨終のときは声をかけることができなくても、亡くなった患者に丁寧なエンゼルケアを施し、敬意を込めて「お疲れ様でした」と声をかけるという医療者もいた。だが、いずれの場合でも、声かけがそれ自体倫理的な重要性を持っていることが分かるだろう。もしもそれが欠落していたとしたら、ケアそのものの意味が失われることもある。

同時に、声かけの欠如は医療技術の進歩が強いた制限でもある。医療が不十分な時代であれば、介護をする人たちは患者を見守り、声をかけながら最期の瞬間を迎えたであろう。器械の導入は不可避的に患者をモノ化し、患者から目をそらさせる圧力となる。モニターを通じて身体は数値化され、点滴や透析の管で循環するシステムの一部になる。

器械化が進んでいるがゆえに、このようなモノ化に抗《あらが》って、あえてコミュニケーションを取る努力、患者の生命を直接感じ取ろうとする努力が必要となる。医療技術のなかにコミュニケーションを目指す意志が加わったところで医療的なケアが生まれる。

客観的計測への拘泥

相手の位置に立つことが重要な課題となる一例は、痛みに向き合うときである。痛みは本人にとっては耐えがたいものであるが、外からはうかがいしれない部分が残る。痛みを測る客観的な指標としてペインスケールがつくられたのは、他者からはつかみにくいという痛みの性質ゆえの工夫であろう。ペインスケールは「想像できる最大の痛みを一〇〇としたときに今の痛みはどのくらいですか?」と尋ねたり、患者の表情から痛みを推し量るスケールだ。しかし、患者側に立とうとする視点と外から客観的に計測しようとする視点との緊張関係は、なおも残る。がん看護専門看護師の春木《はるき》ひかるさんへのインタビューから例を挙げよう(『現象学でよみとく専門看護師のコンピテンシー』、二一〇頁)。

春木さん　とても印象的な膀胱《ぼうこう》がんの末期の患者さんがいて、私はまだ二年目の看護師だったんですけど、先輩の看護師さんが、「あの人、痛そうじゃないよね」っていう話をするんですけど、私が患者さんのベッドサイドに行くと、「痛い」って言うんですよね。「痛い」って言ってるから、なんとかしてあげたいと思うんだけれども、まあ先生と相談していろいろと対処するけれども、また違うスタッフになると、痛み止めが使われないまま来ていて、私、また受け持ちで行くと、「痛い」って言うんですよね。だから、『あれ、なんでこんなことになっちゃうのかな』と思って。でも「あの人は痛そうじゃないから」っていう、客観的な先輩ナースの感じ方と、『でも本人が「痛い」って言ってる以上、痛いよね。なんかしなきゃいけないんじゃないか』って思う、なんかそこの違いみたいなものがまずあって。

で、ドクターに相談しても、ひどい先生なんかだと「気のせい」みたいなこと言ったりするわけですよ。「あの人、痛いって言ってるけど、そんなに痛そうじゃないよね」とか、「気のせいじゃない？」みたいなこと言うときに、『どうしてそうなっちゃうのかな』っていう感じがあって。

この語りでは、医療者が患者の位置で痛みを感じ取ろうとする努力をしていないことが問題とされている。あたかも客観的な「痛み」なるものがあるかのように医療者がふるまい、患者が訴える「痛み」は幻覚や詐病であるかのように扱われる。前章の議論にならっていえば、「気のせい」と断じる医師は、患者との〈出会いの場〉を持っていない。客観化は必然的に身体をモノとして扱う視点であり、〈出会い〉にふさわしい思考法ではないからだ。

業務過多と人員不足

同じような点が、福祉的な支援においても問題になる。大阪市西成区の「こどもの里」で、スタッフの植月智子《うえつきさとこ》さんと立ち話をしていたときのことである。録音は取っていなかったのだが、次のようなことをうかがった。

植月さん　一時保護している子や施設に入所している子を、児童相談所が子どもの事情を考えずに家庭復帰させようとすることがあるんです。暴力がなくなったという保証がどこにもないのに。児童相談所は親が子どもを返してほしいと言ったら、その訴えだけを聞いて「返します」と約束してしまうんですよ。そんな事例がここのところ、二件続いている。子どもの視点から考えたときに何が最善なのか考えてほしいし、そもそも本人の声を聴かないで、真意を問わずに大人だけで子どもの人生について決定することはあってはいけないでしょう、って児相にも何度も言っているんですけど。アドボカシー〔弱者の権利を擁護すること〕という言葉が広まってきましたけど、上辺の言葉だけで、しっかりと根付かせるための努力が足りてないと思うんですよね。

しばしば大人の事情で支援が決定されてしまっている状況に対して、こどもの里の代表である荘保共子さんが何度も「子どもの声を聴きましたか？」と問いかけ続けていることは先述したとおりだ。

対して、私自身も地域で多職種が集まるカンファレンスに出席して感じることは、児童相談所職員の業務が過多になっているがゆえに、一人ひとりの子どもへの目が行き届いていないということである。緊急の対応が必要だと地域の支援者たちが訴え続けても、対処が遅れている。子どもの声に丁寧に耳を傾けたくとも、一人で数十件もの事案を抱えていたとしたら、肉体的に無理であろう。

一人ひとりの顔が見える支援のためには、担当業務に一定の制限が必要なはずだ。器械化によって人の顔が見えなくなり、声を聴くことができなくなることと、業務の過多と組織構造ゆえに人の顔が見えなくなることとは、非人称的な圧力のもとで人の顔が見えなくなるという点で同質のことである。おそらく一人ひとりの顔を見失わないためには、どんな現場であっても、チームワーク、人のケアへと注力する継続的な教育、業務の余裕の三つは欠かせないだろう。

拘束・隔離

ふたたび個人的な思い出話を許してほしい。祖母の認知症が始まったころ、心臓のペースメーカーの手術のために入院したことがあった。しかし、手にミトンをはめられたことがきっかけで、祖母はひどく暴れ出してしまい、それ以上病院に残れなくなってしまった。

このとき、看護師は点滴の管を抜かないようにという配慮の下、安全のためにミトンを使ったのだが、認知能力が落ちていた祖母にとって、これは耐えがたい苦痛を与えるものだった。これを敷衍《ふえん》していえば、ミトンで自由が奪われ手が使えなくなることは誰にとっても極めて不快な体験だが、祖母の認知症ゆえにその本音が表に出てきたというようにもいえるだろう。

「安全のためにミトンを使った」というところがポイントだ。厳しくいえば、このときの看護師の選択は、医療的安全性は満たしていたかもしれないが、当事者の気持ちに立つケアとして不十分だったのではないか。もちろん、やむをえない事情があったかもしれない。今でも同様の対応をする医療施設は多いだろう。しかし、拘束という手段を避けて看護を行うために、多大な努力をはらっている病院も少なくないことを、私はその後多くの看護師と出会うなかで学んだ。最近では、都立松沢《まつざわ》病院の拘束削減の取り組みが話題になっている。松沢病院では「身体拘束をする許可」の同意書ではなく、「拘束しない」ことへの同意書を家族から取る。患者が集まるホールに、患者の受け持ちを持たない「ホール番」の看護師を配置して自由に動く患者を見守り、おむつを外したり体操を導入したりという活動性を上げるための試みを積み重ねる。そのことによって、拘束を減らしていったという。書籍に収録された座談会のなかに、看護師のこんな会話がある（東京都立松沢病院編『「身体拘束最小化」を実現した松沢病院の方法とプロセスを全公開』、一二六頁、強調は原書による）。

堀口　〔…〕「患者さんは転ぶんだ」「なぜ転ぶのか、患者さんは何がしたいのか考えよう」

という認識に至ったんです。その空気が醸成されてくると、みんなで「もっと患者さんに動いてもらおう」という気持ちになっていきました。

土屋　寝かせきりにするのではなく離床し動いてもらうことで、患者さんの活動性が高まりました。拘束を外してみても問題のない患者さんが多かったことで、「今まで何のために拘束していたんだろう」「私たちの安心のためだけにやっていたのかね」という先輩の声を聞いて、取り組みの意味を実感しました。

「今まで何のために拘束していたんだろう」という、ケアラーの側の素朴な疑問が綴《つづ》られている。以下は、反対に退院した患者の視点から拘束・隔離について語られている一節である（藤田愛《ふじたあい》『「家に帰りたい」「家で最期まで」をかなえる』、二〇四－二〇五頁）。

念願の自宅。安らぎが戻る。

〔入院中は〕夜になるとせん妄が出て、こちらの話しが全く理解もできないと看護師を困らせていた。しかし、家に帰るとぐっすり眠れ、せん妄も一度も起きないで過ごせた。食欲がまし、むしろ日ごとに元気になった。妻も調理に予想外の忙しさですと笑う。

入院中のせん妄や不眠のことを覚えていらっしゃいますかと尋ねてみた。驚くほど覚えていて一気に語り始めた。「病院は先方の都合で管理される。聞いてほしいことがある。伝えたいことがある。してほしいことがある。でも声は届かず、一方的な指示を聞き、されるままでしかない。出せない気持ちが満たされなさがどんどん溜《た》まる。それが夜になると不安に変わり、どんどん大きくなって、奇抜な思考に襲われる。自分がおかしくなってゆくのが分かり、もっと怖くなるけれど、どうしても止められなかった」

私が精神科病院でフィールドワークをしているときにも、そのような場面に出会う機会が多かった。転倒を防ぐためとして保護室に入れられていた女性、自殺企図を防ぐために車椅子にベルトでくくられている女性、あるいは暴れるという理由で四肢をベッドにベルトで拘束され、尿道カテーテルを挿し込まれていた男性など、枚挙に暇《いとま》がなかった。急性期病棟に勤める看護師が「僕たちガードマンじゃないはずなんですけどね……」と漏らしたことがあるが、その人は万が一に備えてジムで体を鍛え上げていた。

海外では、フィンランドの西ラップランドやイタリアのように精神科病院を廃止している国があり、イギリスのように完全に地域中心の精神科医療のシステムをつくっているところもある。たとえば西ラップランドで生まれたオープンダイアローグという精神療法は、精神科の患者や家族が電話して二四時間以内に複数の医療者が家庭を訪問し、患者と家族と共に話し合う。妄想もふくめた患者の語りを受け止めながら定期的な対話を続けることで、急性期症状にある患者も次第に落ち着きを取り戻し、入院を必要としなくなっていくというのだ。

患者の身体の自由は、基本的人権に関わるものでもあり、とても繊細かつ重要な問題である。他方で、医療の現場では、専門知識にもとづく正確な判断や処置を求められる。緊急性が高い場面も多い。それゆえに、患者とのコミュニケーションよりも、患部の状態や器械の数値などを確認することに意識が奪われがちだ。

先の祖母の例でいえば、点滴を抜いてしまうことが命に関わるがゆえに、せん妄を起こすおそれのある患者の手を縛りたくなったのだと思われる。しかし実際にはミトンをしなかったとしても少しの見守りと声かけで、危険は防ぐことができただろう（その後、転院先で認知症症状はほぼ改善して退院することができた）。

諸外国と比べたときにわかる明らかな問題として、医療スタッフが極端に少ないという日本の医療制度体制の問題にも言及しておきたい。精神科病棟でいまだに暴力や人権侵害が事件になることも、制度的な人手不足と組織上のパターナリズムが相まって生じる問題だ。二〇一六年に、重度の障害を持つ一九人の入所者が犠牲になった津久井《つくい》やまゆり園の事件では、「言葉を持たない重度の障害者は殺したほうが社会のためだ」と主張する元施設職員の犯人の優生思想が社会を震撼《しんかん》させたが、実は施設全体で、以前から入所している人たちへの不要な身体拘束などの虐待が横行していたことが報告書で明らかになった。コミュニケーションを取ろうとする努力をあきらめることと、身体の自由を奪ってしまう人権侵害とは、連続している事象であるように私には思える。

「人を見るモノサシ」を外す

ケアを専門職にされている方々にとっては極めて逆説的なことなのだが、エキスパートになればなるほど、専門知識と専門職としての立場をいったん括弧《かっこ》に入れるようになるという。これは多くのケアラーが実践的要請として語っている。たとえば拙著『摘便とお花見』で取り上げたFさんは、私の「看護師とは？」という質問に対して、次のように答えている（九一頁）。

——看護師とは？

Fさん　看護師とは？　人です。ハハハハハ。知ってる人みたいな。医療的なことを知ってるだけの人だと。

「人です」とは、看護師の資格を表に出すことなく、人と人との出会いとして患者と接するということだ。専門家としてのよろいを捨てたコミュニケーションにおいて、患者の位置からの世界が見えてくるとFさんは語った。

あるいは、拙著『在宅無限大』に登場するFさん（前者とは別人）は、診断や見かけが先入観になるという（一六二頁）。

Fさん　そこで学んだのは――今もそうですけど――絶対に先入観でものを見ないっていうことですね。この人を、人となりで、『あ、こんなふうな格好してるから、きっとこういう人ね』って想像しますよね。それが邪魔くさいんですよ。そんなもん何もなくしちゃえば、見えてくるものはたくさんあると思います。

コミュニケーションは誰もが毎日行うものだが、とても難しいものでもある。相手がどのように苦しんでいるのか、何を望んでいるのか、どうやっても分からないことも多いだろう。しかし、どうにかして近づくために必要な作業として、専門職としての先入観や社会規範や自分の価値観を脇に置く。ケアの世界で生じる際立った困難は、先入観や慣習に由来するものも多いからだ。

次の語りは、「にしなり☆こども食堂」を主宰する川辺康子《かわべやすこ》さんのものである（拙著『子どもたちがつくる町』、一二八―一二九頁。にしなり☆こども食堂について詳しくは第三章で取り上げる)。

川辺さん　私この食堂やりながらね、子どもたちもそうですけど、「あの親はもうとんでもない親や」と〔虐待をしていると〕いわれてるお母さんたちからね、いろんなこと教えてもらってるっていうのがね、ほんまのところで。子どもたちに私が関わるなかでいろんなことを教えてもらってるんかなっていうのはあります。

――どんなこと?

川辺さん　どんなこと、まあたとえば、自分が当たり前に常識やと思ってる、自分のなかのまあ、人を見るモノサシのようなね、そういうのんで、人を知らないあいだに、こう、測ってる。世間一般の常識で、その子を測るというか、そういうことを、自分のなかでしていたんやなあっていうのが。

川辺さんによると、ケアラーの側が「人を見るモノサシ」を外したときに、初めて見えてくるものがあるという。ここでは、ネグレクトであると児童相談所から問題視されている母親が社会のなかで抱えてきた困難やハンディキャップに目が向けられている。あるいは川辺さんは問題行動を繰り返すといわれている子どもが持っている真の力を、偏見をなくして向き合うことで学んだと語っている。彼ら／彼女らの、逆境を生き延びる力、人とつながる力、変化していく力、他の人を気遣う力――。これらの力を発揮させるサポートは「人を見るモノサシ」を外してみたときに、初めて可能になるというのだ。

そしてこのような変化が母親や子どもに起きたとき、川辺さん自身が「教えてもらっている」感覚を受けていると、彼女は何度か語っている。宇都宮さんがそうであったように、助けたはずの誰かが、自らの力で生き続け、変化していっているとき、ケアラーはしばしば「教えられる」という。西成区で半世紀にわたって子どもを支援してきた荘保さんも私に何度も「子どもたちに教えてもらった」と語った（同、七六頁）。

荘保さん　あまりにもいろいろなことが、私、知らなかったので。だから本当に、一つひとつ、子どもたちに教えてもらったっていう結果だと思うんですけどね。教えてもらいながら。

「教えられる」という感覚は、コミュニケーションが成立しそのなかで当事者が力を発揮することに対する手応えなのかもしれない。当事者と真摯に向き合ったケアラーだけが、この言葉を発することができるのだろう。当事者の力を信じ、先入観をなくして、相手の位置から世界を見ること。これらが誰かの生存を支えるという、ケアのコミュニケーションにおける条件である。

ヒエラルキーを脇に置く

本章の最後に取り上げたい問題は、ヒエラルキー（階層）である。日本では、医療の世界に強いピラミッド構造があり、それがコミュニケーションの妨げになる場合があるようだ。ケアラーと当事者のあいだにヒエラルキーができてしまうと、真の対話が成立しにくい。とりわけ「医師は偉い」と日本社会では思われがちであるため、ヒエラルキーを意識的に取り崩す努力が必要である。オープンダイアローグの実践者たちが「先生」という呼称を使わないのは、無用な上下関係をつくらないための努力といえる。訪問看護師の語りを引用する（拙著『仙人と妄想デートする』、一八二頁）。

三木さん　あの、病院はけっこう三角が多くて。

――ああ。ですよね。ええ。

三木さん　院長が居てて、とか。看護部長が居ててってなるんですけど。在宅っていうのは支援者が、こう、丸い横つながりなんですよね。

——ええ。ええ。

三木さん　だから医者も〔…〕看護師さんは偉いんだ、医者は偉いんだってなっちゃうと、情報がもらえないんで。患者さんがやっぱり中心です。患者さん、家族が中心で、必ず情報をもらえるまでの。こう、横つながりになれる状況を、最初に作り上げていくっていうか。

病院内は強固なヒエラルキーに覆われた空間であるが、院外に出てケアを実践するときには、組織のヒエラルキーは自ずと弱くなる。そして在宅医療では、患者の願いと患者の生活を中心にさまざまな援助職が相談し合って支援を組み立てるので、ますます医療者間のヒエラルキーが弱まる。

器械、リスク回避を重視する組織の都合、ケアラー自身がもつ先入観……これらはいずれも人の顔を見えなくする非人称的なバイアスである。非人称的なバイアスは、目の前にいる当事者から目をそらさせる圧力となる。このような非人称的な圧力は、知らず知らずのうちに作用して私たちを巻き込んでしまう。大切なことは、人を見えなくする力の存在に気づいてもなお、人と出会い続けようとするという、シンプルかつ困難な実践なのだろう。私が出会ってきたケアラーたちの多くは、そのような実践者であった。次章ではケアの実践について、さらに具体的に考えていきたい。

第二章　〈小さな願い〉と落ち着ける場所
――「その人らしさ」をつくるケア

1　人生会議、ACP、インフォームド・コンセント

人生会議のポスター

二〇一八年一一月、厚生労働省があるポスターを発表した。そのポスターには、「命の危機が迫った時、想いは正しく伝わらない。」という言葉と共に、酸素を流すチューブをつけた有名タレントの青白く加工された写真と、心電図が止まる瞬間を模したと思われる波形が

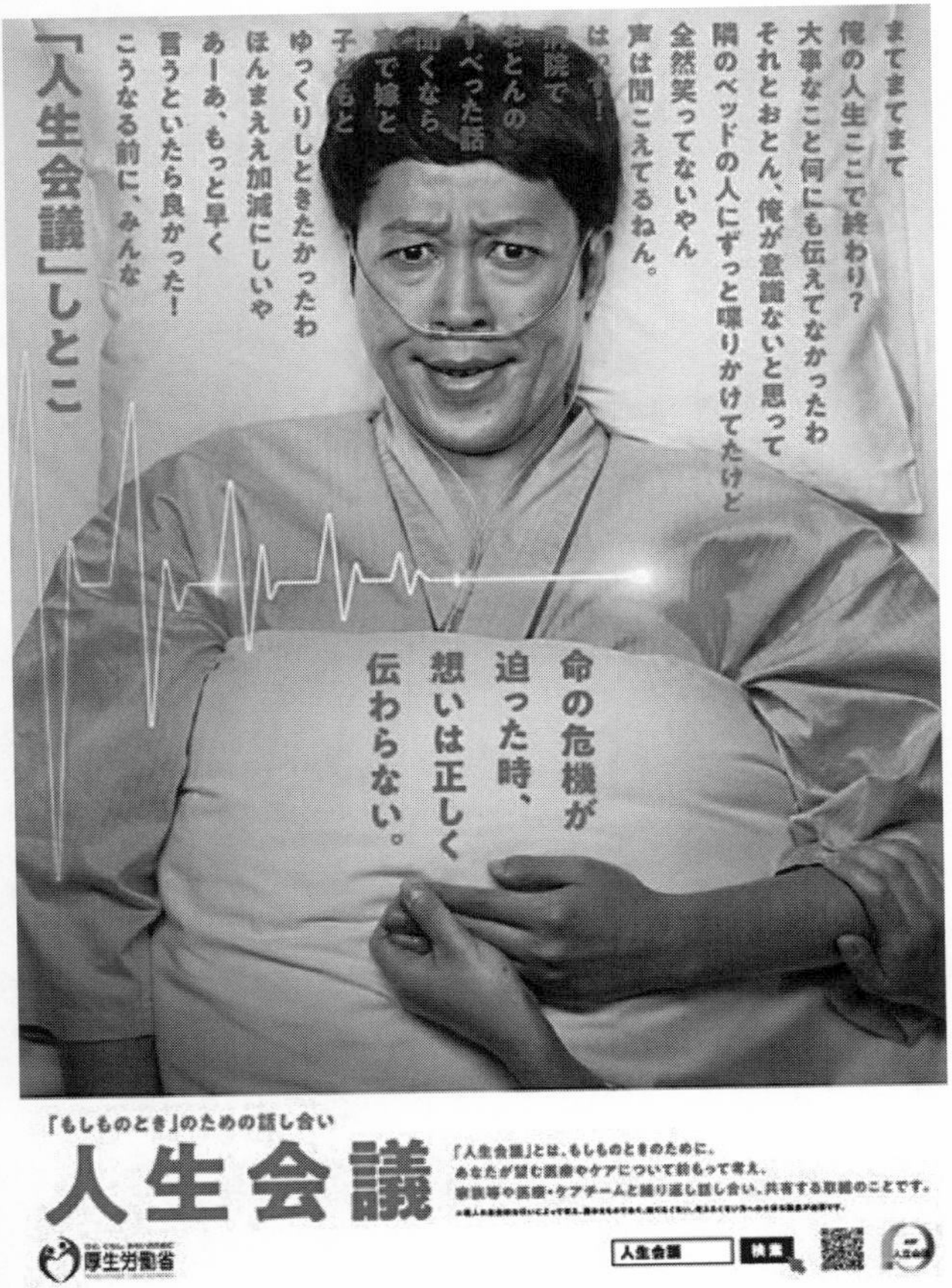

図2-1　厚生労働省作成の「人生会議」ポスター．2019年11月25日に公表され，翌日各自治体に発送することが予定されていたが，市民から寄せられた批判を受け撤回した
（厚生労働省ホームページより）

描かれている。

このポスターは、「人生会議」という取り組みをＰＲする目的で作成されたものだった。ポスターには次のような説明が続く。

「人生会議」とは、もしものときのために、あなたが望む医療やケアについて前もって考え、家族等や医療・ケアチームと繰り返し話し合い、共有する取組のことです。

このポスターが発表されるやいなや、「患者に治療をあきらめさせようとする圧力をかけている」「現在重い病気で闘病している患者や遺族のことを考慮していない」といった批判が殺到し、数日で厚生労働省はポスターの配布を断念するに至った。

人生会議は、アドバンス・ケア・プランニング（ＡＣＰ）を分かりやすく翻訳しようと、厚生労働省の「人生の最終段階における医療の普及・啓発の在り方に関する検討会」で議論され、二〇一八年に生まれた言葉だ。当事者が元気なうちに終末期の治療をあらかじめ選択してもらうための「アドバンス・ディレクティブ（事前指示書）」の作成を目標とする。しかし、実際には意思決定が難しい場面も少なくないため、人生会議では患者と家族と医療者がケアのプランを話し合っていくことに重点を置く。このポスターは、語呂合わせで一一月三

○日を「いい看取りの日」に決めて、世間に周知させようという狙いもあったようだ。

実際に体調が悪化したときの思いが、元気なうちに決めた治療方針と食い違うこともありうる。たとえば、認知症が進んだ現在の意思と進行する前に決めた意思決定、どちらを尊重するべきか。あらかじめ答えを出しておくことのできない難しい問題が、患者と家族にのしかかる。そのときの備えとして、継続的にケアについて相談し、そのつどの最適解を見つけていこうというのが、人生会議の主旨となるだろう。

しかし、先述のポスターでは、「命の危機」や「もしものとき」といった文言が強調され、人生会議がスムーズな看取りのためのものであるかのような、もっといえば無用な延命治療を避けるためのものであるような印象を人々に与えた。人生会議を死と直結させるメッセージングに加えて、医療費を抑制しようとする国の意図が見え隠れしたがゆえに、余計に大きな批判にさらされることになった。

自己決定をめぐる議論

もうひとつ、ACPをめぐって議論を巻き起こしたのが、二〇一八年八月、公立福生《ふっさ》病院で事前指示書に従って患者の透析治療が中止され、死亡した事例である。家族が透析治療の継続を求めたのに対して、病院側は事前指示書を盾に、患者は継続を望んでいないとして受けつけなかったのだ。

その後、日本透析医学会は声明を出して、「患者の意思は真摯なもので中止の判断は妥当」だったとした。同時に、インフォームド・コンセントを得たはずの医療者側の説明と、同意を与えたはずの患者の認識にずれがありうること、そして当の患者の意思も変化するものであることが、強調して言及された。声明は次のように締めくくられる。

患者さんの意思は状況に応じて変化するものであり、「意思確認書の変更はいつでもできること」をきちんと説明し、決定が患者さんにとって最善なものかどうかの振り返りを繰り返し行うべきことも改めて認識する必要があります。

治療や予後の説明をすること、そして患者の意思を十分に確認することはもちろん大切だ。しかし、こと終末期医療において、これは頭で考えるよりもずっと難しいことだ。痛みや死の不安、家族との葛藤、遠くから来た親戚による横槍《よこやり》などの要素が重なり合ったとき、「主体的な決断」は成り立ちにくくなる。認知機能がかつてのように保たれていないこともあろう。だからこそ、自己決定の難しさをふまえ、治療やケアについて信頼できる人や医療者と繰り返し話し合いながら、そのつどの思いを確認していく。つまり、対人関係のなかでコンセンサスを取っていくことが目指される。

「人生会議」の名称を決める選考委員の一人でもあった訪問診療医の紅谷浩之《べにやひろゆき》医師は次のように書いている（紅谷浩之「地域包括ケアとACP」Pharma Medica 第三七巻一一号）。

ACP（アドバンス・ケア・プランニング）とは、将来の意思決定能力の低下に備えて、患者の意向を叶えるために話し合うプロセス全体を指すものとされている。また、患者の価値を確認し、個々の治療の選択だけでなく、全体的な目標を明確にさせることを目的にしたケアの取り組み全体であるとされている。DNAR（do not attempt resuscitation：生命維持治療の差し控え）やアドバンス・ディレクティブ（事前指示）だけでは不十分である。大切なのは、話し合いのプロセスで選択肢を示すのではなく、どう考えているのかを深く理解することである。

さらに、この論文のなかでは、ある末期がんの患者の看取りが事例として挙げられている。

〔…〕私は彼女から何度か「先生にお任せします」といわれたことがあった。しかし、一度たりとも私が結論を決めたことはなかった。医師として客観的な事実を伝え、しかし同時にその場を客観視することなく、本人や家族とともに答えの出ない現状と向き合い続けた。彼女が自らの人生の最期に満足していたかどうかはわからない。しかし、少なくとも私を含め関わった人たち全員が、その時々で微妙に変化する彼女の意思を感じ取ろうとし、繰り返し話し合いを続け、選択を重ねたことは事実である。

医師から何か答えを出すことがないだけでなく、患者自身が結論を出さなかったとしても、迷い続けるなかで家族や医療者が話し合うことに意味がある、という主張である。最初のポスターが物議をかもしたあとに、紅谷医師はポスターを自作して公表した。そこには、亡くなった患者さんが笑顔でオートバイにまたがっている写真が大きく写っている。ポスターの冒頭には、

どこで死にたいか、病気になった時どうしたいか。そんな話ばかりしなくてもいい。何が好きか、何を大切にしているのか。決めなくてもいいから、いっぱい話をしよう。

と書かれている。強調されていることはシンプルだ。「何が好きか、何を大切にしているのか」を考えてみよう、というのである。

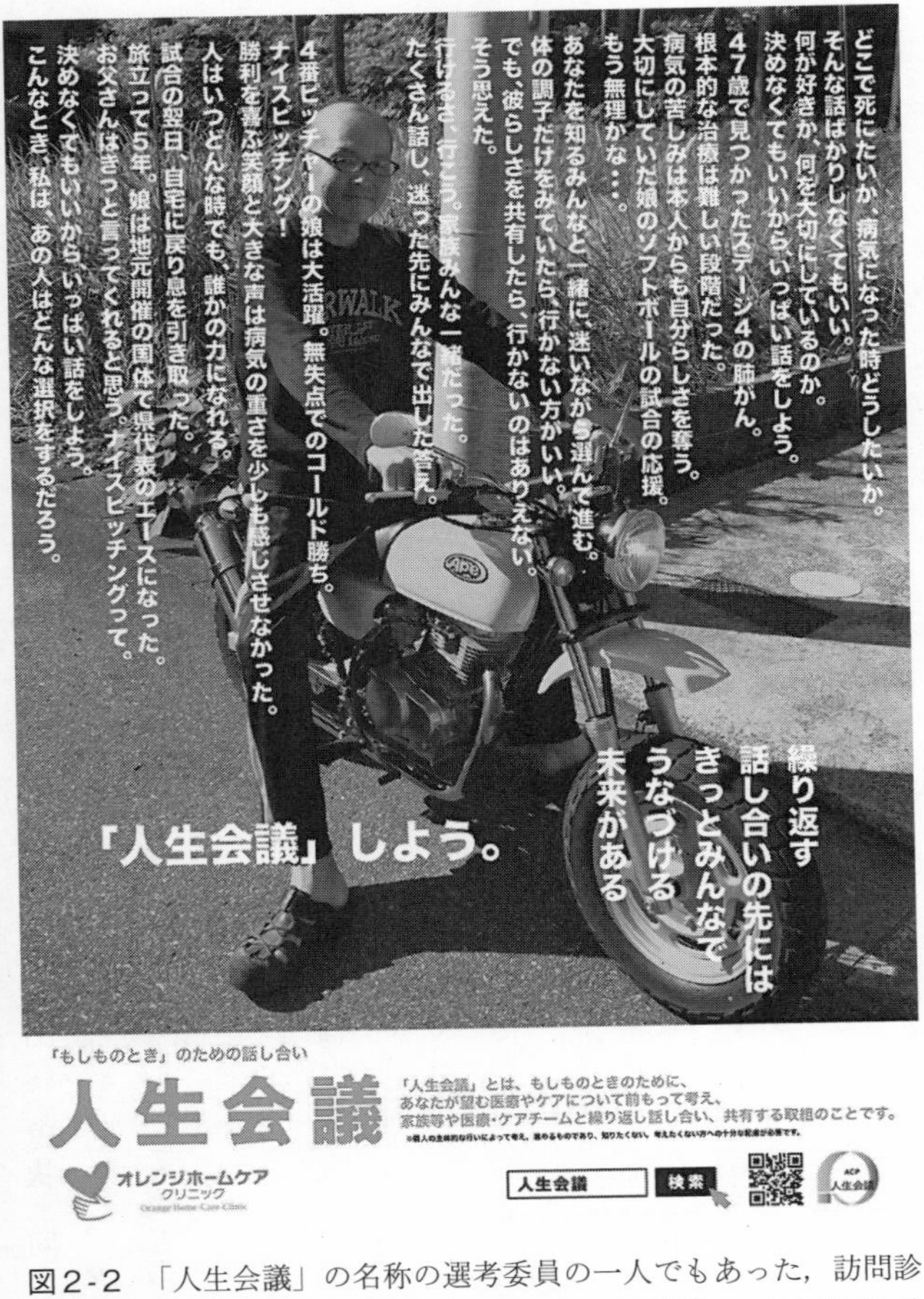
どこで死にたいか、病気になった時どうしたいか。
そんな話ばかりしなくてもいい。
何が好きか、何を大切にしているのか。
決めなくてもいいから、いっぱい話をしよう。
47歳で見つかったステージ4の肺がん。
根本的な治療は難しい段階だった。
病気の苦しみは本人からも自分らしさを奪う。
大切にしていた娘のソフトボールの試合の応援。
もう無理かな・・・。
あなたを知るみんなと一緒に、迷いながら選んで進む。
体の調子だけをみていたら、行かない方がいい。
でも、彼らしさを共有したら、行かないのはありえない。
そう思えた。
行けるさ、行こう。家族みんな一緒だった。
たくさん話し、迷った先にみんなで出した答え。
4番ピッチャーの娘は大活躍。無失点でのコールド勝ち。
ナイスピッチング！
勝利を喜ぶ笑顔と大きな声は病気の重さを少しも感じさせなかった。
人はいつどんな時でも、誰かの力になれる。
試合の翌日、自宅に戻り息を引き取った。
旅立って5年。娘は地元開催の国体で県代表のエースになった。
お父さんはきっと言ってくれると思う。ナイスピッチングって。
決めなくてもいいから、いっぱい話をしよう。
こんなとき、私は、あの人はどんな選択をするだろう。
繰り返す
話し合いの先には
きっとみんなで
うなづける
未来がある
「人生会議」しよう。
「もしものとき」のための話し合い
人生会議
「人生会議」とは、もしものときのために、
あなたが望む医療やケアについて前もって考え、
家族等や医療・ケアチームと繰り返し話し合い、共有する取組のことです。
オレンジホームケア
クリニック
人生会議
検索
ACP
人生会議

図2-2 「人生会議」の名称の選考委員の一人でもあった，訪問診療医の紅谷浩之医師が自作したポスター．騒動後の2019年11月29日にネット上に公開したところ，大きな反響を得た
（オレンジホームケアクリニック提供）

もちろん治療も大事だが、場合によっては生活が制限されたり、大きな苦痛や副作用をともなうこともある。だが、「人生において何が大切なのか」を考える上で、治療の選択はその一部分でしかない。医療的な延命を望むとしても、死期を先延ばしにすることそれ自体が第一の目的ではないだろう。それよりも、やりたいことをするために残された時間を増やしたい、誰かとできるだけ一緒に過ごしたいという思いが先にあるはずだ。その思いをすくい上げるためには、「何が好きか、何を大切にしているのか」が重要である。

「決めなくてもいいから」というフレーズも印象的だ。大事なのは家族や医療者と話し合うことそのものであって、必ずしも「選択」や「意思決定」にいたらなくともよい。ACPの本質は、治療についての意思決定ではなく、患者の好みや望みについて、周りの大事な人たちと話し合うというプロセスそのものなのだ。「決めなくてもいいから」という言葉は、そのように私たちに訴えかける。願いの充足と対話が、終末期医療ではカギになっていく。

私自身、二〇一一年から看護師の皆さんへの聞き取りを進めるなかで、患者本人が望むことを尊重する重要性を学んできた。〈小さな願い〉を言葉にする手伝いをすること、そしてそれを叶えようと努力すること。このことが、医療的選択の手前でケアの営みの重要な要素をなしていた。**終末期医療に限らず、〈小さな願い〉は人生のかけがえない価値である。日々の〈小さな願い〉の積み重ねが、その人自身を形作る。**そこでは、医療の規範に縛られない柔軟性が求められる。以下でいくつか具体例を見ていきたい。

2　「食べたい」という願い

プリンを食べたい

願いごとは、しばしば体の快適さや五感に関わる。たとえば「これを食べたい」という望みは誰しも基本的な欲求として持っているもので、それだけに大事な望みである。私の祖母は亡くなる直前、寝たきりになってからも甘いものを好んで食べていた。固形物を口から食べられなくなっても、オロナミンCをいつも飲んでいた。もともと食べることが好きで、私も子どものころはいろいろなお店に連れていってもらったものだ。そうした飲食へのこだわりは、最後まで変わらなかった。

次の語りは、HCU（高度治療室）に勤める若手看護師が、初めて看取りを経験した場面を語ったものである。私のゼミ生だった岡部《おかべ》まやさんの修士論文から引用する（「急性期領域の若手看護師がもつ死生観に関する現象学的考察」）。

Bさん　その次の日に一般病棟いって亡くなったんですけど、〔…〕なんか〔心臓のお薬〕もうめちゃくちゃな量いってて。〔…〕で、なんかもう先生も治す治す、みたいな感じではなくって。ある程度ひろーい感じで見れる人だったので。「本人がどうしたいかだよねあとは」っていう感じだったので、「どうしたいですか？」って。「どこそこのプリンが食べたいんよー」っていう話とか。「生ものなんやけど、お寿司《すし》が食べたくってー」っていう話とかしてて、『病院でお寿司かあ』って思ったんですけど。先生にいったら、「こっそりやったらええんちゃう」みたいな話になって。ははは。「家族さんに自己責任で持ってきてもらいねー」って感じで、結局、次の日かなんかに食べてはったみたいで。「何飲んでもいいの」っていわれたって言ってて、部屋にＤＣＭ〔拡張型心筋症〕の人にはありえないぐらい持ち込み食がぶわーって置いてあって。本人もそれがすごい満足してて。「食べたいもん食べれたー、食べれるっていいなあー」みたいな。

食べることとは「〈からだ〉とは何か」という問いに直結する。一連の食べる動作や、美味《おい》しいという感覚、それらすべてが本人にとっての〈からだ〉となる。それゆえ、「大好きなお寿司を食べて満足する」というようなことが、病気による衰弱と医療による制限のなかで失われかけた自分の〈からだ〉を回復する出来事となる。

末期の心臓病で厳格な食事制限を強いられている最中《さなか》に、プリンや寿司が食べたいという願いごとをされたとき、どうするべきか医療者なら悩むだろう。病気を悪化させるリスクだけでなく、衛生管理の問題などもあるかもしれない。つまり、この場合には食べることが医療と対立している。ケアが医療と乖離《かいり》するケースだ。しかし、医師も「食べたい」という願いの重要性を経験上理解している。その願いが叶うことで、本人は「食べたいもん食べれたー、食べれるっていいなあー」と大きな満足を得る。

この「満足」というのは、〈からだ〉を再発見する出来事でもある。本人にとっても家族にとっても、人生の最期に悔いを残さないための大事な経験であろう。一見すると些細《ささい》なことだけれども、こうした願いの充足は生活上の大きな意味を持つ。もしも「食事制限があるからだめ」「安全を確保できないからだめ」と言って、ルール優先で切り捨ててしまったとしたら、本人にとって大事な願いが叶えられないままになってしまい、当事者が置き去りになったまま亡くなってしまうことになるだろう。

お食い締め

「お食い締《じ》め」という実践がある。人生の最期にさしかかって、自由にものを食べることがついに難しくなってきたとき、家族に見守られながら、本人がとりわけ食べたいものを食べるという行為だ。先のお寿司の例もその一種といえるだろう。
　お食い締めを実践してきた言語聴覚士である牧野日和《まきのひより》の本から、もうひとつ例を引く（牧野日和『最期まで口から食べるために2』、五二頁）。

　裕子ちゃんは小学3年生のときに神経難病にかかり、胃ろうを造設し禁食になりました。裕子ちゃんは食べたいと訴えましたが、お母さんは「元気になったら食べようね」とごまかしました。そして、裕子ちゃんはみるみるうちに身体機能が低下。胃ろうのまま約2年間過ごしました。〔…〕裕子ちゃんの身体はやせ細り、全身の筋力が衰え、ぐったりとしています。余命1ヶ月となり、お母さんは焦りました。「また食べようね」とごまかしたことを罪悪感として背負い続けてきたからです。お母さんは訪れた私に、なんとかして最期に口から食べさせてあげたいと懇願しました。

　裕子ちゃんの「食べたい」という願いは医療的な判断によって妨げられてきた。だが、死が近づいてきたとき、そのことに母親は「罪悪感」を感じる。それゆえ、願いを叶えたいと懇願する。母親の懇願は、子どもが食に対して抱いた〈小さな願い〉が、本質的な重要性を持つという直感（確信）に由来するのだろう。誤嚥《ごえんせい》性肺炎のリスクがある際には、通常はタンパク質を食べることは避ける。「すぐに命を落とすかもしれません」と牧野は母親に告げた。しかし、母親と主治医の熱望に背中を押され、母親が食べさせたいと願った手料理のプリンを食べさせることに決める。続く場面を引用する（同、五五頁）。

二口めのプリンも一口め同様、のどの奥にゆっくりと落ちていくのが見えました。しかし、すぐには嚥下反射が起きません。「誤嚥したのでは！」と危惧した瞬間です。裕子ちゃんののどがゴクンと反応しました。様子を見守っていたお母さんは、「食べた、食べた！」と言って号泣しました。そして、「裕子もありがとうって言ってます」と言うのです。その言葉で私は裕子ちゃんを見て、魂が震えました。なんと、無反応、無表情だった裕子ちゃんの頬を大粒の涙が大量に流れていたのです。母の言うように裕子ちゃんは食べたかったのです。

プリンを食べたことで「無反応、無表情だった裕子ちゃんの頬を大粒の涙が大量に流れて」、失いかけていた生気を裕子ちゃんは取り戻す。生気とは〈からだ〉そのものだ。このあと裕子ちゃんは主治医の予想を遥《はる》かに超えて一〇ヶ月間生きた。「食べる」という〈からだ〉の基本的な快と願いが、生を支えた。こうした実例は、統計的なエビデンスとは異なる次元で重要な意味を持つ。むしろ、内側から感じられる体感であるがゆえに、その重要性は客観的なデータには現れにくく、個別のライフストーリーを通して見えてくる。

ここでは、母がつくったプリンを食べるという経験は取り替えようのない個別性を持つ。誤嚥性肺炎のリスクを冒してまで、母がプリンにこだわったことには理由があっただろう。裕子ちゃんの人生と母親との関係全体に関わる何かが背景にある。母親がつくったプリンは、裕子ちゃんが元気だったころの好物だったのかもしれない。〈小さな願い〉は、個別的なものであり、それゆえ必然的に人生のストーリー全体を背負う。

大事なことは、食べたいという裕子ちゃんの願いが叶ったことだけではない。願いを叶えることで、齟齬《そご》が生まれていた親子がもう一度つながり合ったということも大きな意味を持つ。本当に裕子ちゃんが「ありがとう」と言おうとしたのかどうか、それはわからない。しかし、涙を流すという応答は、母親によって感謝として受け取られた。このとき、〈出会いの場〉が開かれたといえる。本当の気持ちをごまかし、避け続けるなかですれ違ってきた母娘が、願いを叶えることにより、コミュニケーションを取りなおしている。食べ物という〈小さな願い〉は、実は親子関係全体の焦点であったのだ。〈からだ〉の肯定が〈出会いの場〉を開き、親子関係を再編成したのである。

3　文化的な願い

願いごとと「自律のケア」

〈小さな願い〉は生理学的な欲求だけではもちろんない。むしろ、文化的な生活に関わる願いごとが大部分を占めるだろう。願いを実現することは、その人がその人らしさを獲得することでもある。（第一章でも触れた）ユマニチュードの提唱者であるイヴ・ジネストは次のように書いている（イヴ・ジネスト、ロゼット・マレスコッティ『「ユマニチュード」という革命』、一〇八－一〇九頁）。

たとえば、あなたは入院しており、四肢が麻痺《まひ》した状態だとします。私は看護師で、あなたの部屋に入ります。すると、「テレビを見たいからつけてほしい」と言われ、リモコンのスイッチを押します。そして「どの番組を見ますか？」と尋ねます。あなたは「NHKが見たい」と言い、私は選局します。

自分の手でリモコンを扱えないような身体の状態では、「自律していない」とみなされがちです。しかし、あなたは自律しています。自分はテレビを見たいと思い、自分で番組を選択しているからです。そのとき看護師はどういう存在でしょうか。あなたは手が使えないのです。看護師はあなたの手になります。〔…〕ケアする人の役割は「あなたの代わりに何かを決めること」ではありません。あなたの自律を介助することです。

願いを聴き取り、叶えるケアが、ここでは自律と結びつけられている。自律とは、一人で生活できることではなく、自分自身の願いを具体化できることなのだ。すなわち、生活のなかでの願いを実現していくことは、自分自身になることなのである。ケアは、この部分に大きく関わる営みだ。

ライブに行きたい

特に〈小さな願い〉の重要性が際立つ場、それが在宅ケアである。私がこれまで行ってきた聴き取りでも、妻との旅行、かに道楽での家族との会食、孫との散歩、ジャズのレコード、公園に梅を見に行って妻にお土産《みやげ》を買うことなど、さまざまな願いとそれを叶える場面が登場した。入院していると行動に制限があるため、食べ物や面会、敷地でのお花見など、叶えられる願いも自ずと似通ってくる。しかし家であれば、もともとの生活のなかでの願いがそのまま登場する。

そのなかでも、体の快適さよりも高次の文化的な願いは、社会的な存在としてのその人らしさを確認し、維持したいという願いの形を取る。次の引用は、前章でも取り上げた在宅のALS患者を専門に介護するヘルパーの山田さんの語りだ。

山田さん　何が好きかとかっていうのを、たとえばライブに行くのが好きな方だったら、どんなバンドが好きかってのも、分かるわけですよね。話して。コミュニケーション取りにくくなってきても、たとえば目がなかなか開かなくなって、パソコンの画面が見られないような状態になっても、「何とかっていうバンドのライブの先行予約入ってますよ」とかって、一応こうしゃべってあげると、行くか行かないか、イエスノーを〔眼球運動で確認〕取れさえすれば、「チケット取りますか」って言って、イエスだったら「じゃあ、取ってきます」っていうふうに取れるんで。〔…〕っていうそういう楽しみをまだ、残せている。はい。

――そうか。そういうのにつながってるんですね、ライブのチケット取ることとか。

山田さん　うん、うん、そうです。だから、やっぱり〔全身状態が〕落ちてくのが分かるので、いかにその利用者さんがストレスを感じないで、その本人が優先したいことを優先してこっちがこう、提示ができるかっていうところもすごく大事なところですかね。特に進行が早い方は本当に。はい、はい、大きいかなって思いますね。うん。

衰弱すると、人は願いごとに優先順位をつけることを強いられる。衰えがひどくなり、動けなくなることによって、その人にとって一番重要な願いが逆説的に浮かび上がってくる。意外とそれは「好きなバンドのライブを聴きたい」などといった、趣味に関わる一見小さな願いかもしれない。先述の人生会議でも、日常のケアのなかで患者にとっての優先事項を確認しておくことがキーポイントとして挙げられていたが、それは医療の選択に関わることだけに限らない。

先の引用の場面では、観《み》たいライブのチケットを代わりに取るという、趣味の願いの充足が焦点となっている。体が動かなくなり、呼吸器を外せなくなってきていても、好きなバンドに対する思いは残っていた。そのバンドのライブのチケットを取るという行為は、自分自身の維持につながり、生を肯定するきっかけとなる。私たちにとって、文化的な嗜好《しこう》は自分らしさと切り離せない関係にある。好きな音楽、好きな小説、好きな映画、これらは私たちの自分らしさの一部だ。肉体的には動くことが難しくなってしまい、ある程度社会的活動を断念せざるをえなくなっても、「願いを叶える」というケアの理念は、そのぎりぎりのポイントで患者を支えることを目指す。

ところで、ここでの願いは患者が自発的に発したものではなく、ヘルパーによって先取りされる形で登場しているということに注意したい。もちろん恣意的な選択ではなく、もはや自分ではインターネットを見ることができない患者にとって、元気だったら参加したいと切望するライブなのは間違いない。どのバンドが好きなのかヘルパーが察知できるのは、まだ体が動いたころからの長い時間をかけた対話の蓄積があるからだ。

自己肯定感の回復

このように、趣味に関わる願いの充足は、これまでのケアの蓄積と個別最適化のたまものであり、その人らしさの継承につながるケアだといえる。山田さんのケアの作法は、病みゆく人の願いをキャッチし、叶えてきた実践の歴史の積み重ねとして、血肉化されている。

終末期ではなくても、衰えが進んでゆく日常生活のなかで、さまざまな〈小さな願い〉が在宅ケアの現場では現れる。ライブに行きたいというような、入院していたら叶わないような願いもそこにふくまれる。それらは「社会の役に立ちたい」「〇〇になりたい」という社会的な属性をめぐる「大きな願い」ではない。そうではなく、生活に根差した〈小さな願い〉だ。〈小さな願い〉とは、直接的に本人の快適さに関わるものだ。そのため、他者との比較や他者からの評価抜きで、その人をダイレクトに肯定しうる。外からあてはめられるラベリングの「～らしさ」による肯定ではない、こうした直接的な肯定の効用は無視できない。

自己肯定感の回復のためには、実際にはこのようにパーソナルで小さな願いがカギになることも多い。在宅ケアでは、病院という抽象的な環境のなかでは見えにくくなるような、具体的で個別的な願いそのものが見えやすい。医療が自明のものとして前提にすえる枠組みをいったん括弧に入れたとき、生活環境のなかで望まれるものこそがケアの目標となっていく。

4　生活への想像力

生活環境を整える

〈小さな願い〉は、生活そのもののありようにも大きく関わる。

たとえば衰弱が進んだ高齢者の場合、家で過ごしたいのか入院したいのか、おむつをつけるのかつけないのか、おむつは誰に取り替えてもらいたいのか、胃ろうを造設するのかしないのか、等々――。これらの選択には医療的判断もふくまれるが、同時に生活の細かいディテールに関わる願いでもある。私が出会った訪問看護師はこうした希望について、シチュエーションごとに丁寧に言葉を聴き取っていた。

こうした営みは、生の肯定としてのケアと呼ぶことができるだろう。この場合の生（life）とは、生物としての生存の意もあるが、生活という意味もふくまれる。それゆえ、生物としての生命の維持から快適さ、生活のなかでの尊厳まで、ケアラーが心を砕いている事柄は多岐にわたる。

人間は自ずと自分に合った環境を求める。モノにしろ行動にしろ、好みや趣味などのさまざまな文化的事象をふくめて、自分の環境を独自の仕方で整えたがる。〈からだ〉を取り囲む生活環境は、いわばその人の願いが堆積した空間であり、その人の一部だ。そして、ケアにおける願いごととは、人生全体を通して形成された自分らしさとしての環境を守りたい、あるいは取り戻したいという、その人の尊厳に直結した願いの発露である。几帳面《きちょうめん》な部屋も散らかった生活も、無機的な部屋もモノに溢《あふ》れた部屋も、ペット優先にしつらえられた部屋も、一人ひとりの好みと事情に応じてそうなった結果であり、本人にとってかけがえのない環境である。

以上の考え方から、在宅ケアでは、普段通りの生活が失われたとき、ないしは失われつつあるときに、好ましい環境の形成とそこでできる動作の回復ないしは維持が目指される。次の事例は、褥瘡《じょくそう》（床《とこ》ずれ）が治らないというオーダーに訪問看護師の山下さんが対応したときの場面である（『現象学でよみとく専門看護師のコンピテンシー』、九三－九四頁）。

山下さん　実はその人、ずっと座椅子に座っていて。二四時間、座椅子に座ってたんですよね。

――あ、寝たきりじゃないんですね。

山下さん　寝たきりじゃないんですよ。でも座椅子に座りっきりなので、座椅子に座ってることが褥瘡の原因だったんですよ。それをケアマネージャーさんに言ったら、ケアマネージャーさんが、「もう、じゃあ座椅子は」って言って、取り上げちゃって、二階に上げちゃったんです。

でも、そうすると今度、その人寝たきりになっちゃう。ていうのは、もう筋力も低下してるし。あと、その座椅子につかまりながら、立ち上がってトイレに行ったりとか。まあ失禁はしてたんだ。間に合わないこともあったんですけど。その人の生活動線を考えると、その座椅子がとても大事なんだっていうことが分かって。

で、その人が、人に迷惑をかけるのが最小限で済む、済んで生活をしていくの［に］は、座椅子がとても大事。っていうことが分かったので、座椅子は「元に戻して」。

医療の視点からすれば、座椅子が原因で褥瘡ができたのだとしたら、座椅子を取り除かないといけないと判断するだろう。しかし、ケアの視点では、座椅子が家での自立した生活を可能にするカギになっているのではと仮定し、それを使い続けながら褥瘡を最小限に抑えることを目標に考えていく。これも生の肯定としてのケアの発想だといえるだろう。

この男性は、自分の母親と妻をこの家で看取ったそうだ。亡き母と妻と共に居るために、入院を拒んで独居の生活を続けようとする。しかし布団から立ち上がる体力がないので、横になることなく座椅子で暮らしていた。家に居続けることが第一の希望であるがゆえに、褥瘡があったとしても、一人での生活が成り立つようにすることが、ここではケアとして選択されることになる。

病院で失われるもの

病院のケアにおいても、生活が強調されることは多い。しかし、慣れ親しんだ環境から離れた人工的な環境では、もともとの生活は不可能である。そのため、患者がもともと置かれていた生活環境がいかなるものか、大きな制約のなかでも想像できる能力が要求される。自宅での生活と地続きの、会話やルーティーンも必要になるだろう。退院後、多くの困難をともないながらも日常生活に復帰するためには、周囲のサポートが必要になる。

次の語りは、第一章に登場したICUの勤務経験が長い看護師の宇都宮さんが髄膜炎《ずいまくえん》になり、一ヶ月間ICUに入院したあとの経験を語った場面である。直接「願い」について語ったわけではないが、願いがそこで生まれる場所である「日常生活」が話題となる。

宇都宮さん　私はもう、ちょっとがくぜんとしたり。食事するのも、ジャムの蓋が開けられなかったり。握力落ちてるんで。なんか、そういうのを、すごくやっぱ感じるんですよ。退院してから。二週間ぐらいはめちゃめちゃできなくて。できないこと探しじゃないですけど。できないことばっかり気づくんですよね。で、『あ、もう自分はもしかしたらだめかもしれない』、ぐらいな感じで。『ちょっとこれ、握力こんなに落ちたら、握力戻るのかな』と思ったりとか。まあ、いろんなことをやっぱり考えるんで。

なんか、『そういったケアってこれから、集中治療室でもしていかないといけないんだな』っていうのは思いましたね。

うん。すごく、焦燥感っていうのかな、『社会に戻れないいんじゃないか』みたいな。っていう感覚にとらわれましたね。

病院では、日常を共にしている家族や道具が失われるだけでなく、生活の基盤をなす体力も身体感覚も失われる。右の例では、退院後に「できないことばっかり」だということに宇都宮さんは気づく。そして、「私は～できる」という自己肯定感とは逆向きの、「できない自分」に気づき、「社会に戻れないんじゃないか」という「焦燥感」を抱くようになる。入院時の身体機能の低下は、退院時に「～もできない」という生活力の欠如の感覚を生み、社会から遠ざかる要因になりうる。「できない」は「したい」という願いが叶わない状態である。しかし願いとそれを実現するために必要な力は、退院したときに初めて明瞭になっていく。生活の喪失と社会性の喪失は、実は密接にリンクしている。

リハビリテーション

こうした喪失を補うものが、リハビリテーションである。リハビリは、体力の回復というだけでなく、家で生活するための力、身体的記憶を取り戻すという作業だ。ただしここでも病棟と自宅での生活のギャップが問題になる。一例として、脳血管障害に由来する高次脳機能障害を体験したルポライターの鈴木大介《すずきだいすけ》の文章を引用しよう（鈴木大介『「脳コワさん」支援ガイド』、六四-六五頁、強調は原書による）。

脳コワさん＝脳が壊れた人間が失うのは、脳の情報処理です。病院のリハ室（特に評価課題を与えられることの多いST室）というきれいに情報を統制された静かな個室では難なく課題をこなせた、つまり障害の洗い出しができなかった僕でしたが、**病院を一歩出た外に広がる当たり前の日常生活は、膨大な情報や雑音、予測しない突発事態が入り乱れる「情報の乱気流」環境でした。そこで僕はあっけなく玉砕してしまったわけです。**

リハ室の優等生だった僕が、退院後に駅構内の雑踏を普通に歩くことすらできなくなり、パニックを起こしてしゃがみ込んだり、壁際に避難しなければならなかった。それは純粋に、リハ室で提供された課題（情報処理量と質）が僕にとって負荷が低く、逆に駅構内を歩くという課題に伴う負荷が高すぎたということだったのです。

ここでは、病院でのリハビリと退院後の困難とのギャップが丁寧に描かれている。よく管理された病棟では動くことができても、複雑な自宅の環境では負荷が高くなり、同じようにはいかない。退院後の環境は、際限なく複雑な課題が生まれる場として当事者の前に現れる。「こうしたい」という生活上の願いを実現するためには、複雑な環境へと対処する力が求められる。こうした力の回復を考慮せずにケアは成り立たない。リハビリテーションとは、願いを活性化して日常生活の複雑さへとつなぐ橋なのだ。

それゆえ、鈴木は病院におけるリハビリテーションはもともとの患者の生活環境や職種に応じて課題を組んだほうがよいと書く（同、六六－六七頁）。

また、中途障害型の当事者にとって、単に病院外というだけでなく、「以前経験していた／やれていた」日常生活や仕事こそが最上のリハビリ課題だというのも、当事者としての確信です。〔…〕まず第1のポイントは、中途障害の当事者には「病前にやれていたこと」についての経験と記憶の蓄積があり、より小さな環境調整や周囲の配慮で、再び同じことができる可能性が高いことです。〔…〕2つめのポイントは、「当事者自身による障害のスクリーニング」です。

鈴木の指摘は、中途障害に限らず相当に広い場面で、入院時の衰えと自宅での生活をリハビリテーションによってつなぐためのヒントになるだろう。

病棟の「外」を想像する

それでは、病棟のなかでケアラーが個々人の具体的な生活的背景に思いをめぐらせるためには、どうしたらよいのか。

たとえば多くの器械に囲まれ、患者が点滴や呼吸器、人工透析、場合によっては人工心肺といった管につながれることになるICUにおいては、患者の生活というものは見えにくい。もちろん、ICUで働くケアラーたちは、患者の現在の状態や、苦痛緩和や快適さの確保といった願いについて、常に想像力を張り巡らし、コミュニケーションを取ろうとしている。しかし、当然のことだが、その人のもともとの生活はICUの外にある。生活に由来する願いを聴き取るためには、少ない手がかりを頼りに患者の背景に関心を寄せ、積極的に問いかける、すなわち「声かけ」という作業が必要になる。先ほどの宇都宮さんの語りを続けて引く。

宇都宮さん　バイタルの値とか、器械との同調性ばっかり見てしまって。で、特に、鎮静かけられて、ずっと眠っておられると、まあ、人としての反応が極端に少なくなっていくじゃないですか。そうなると、やっぱり、こう。この病気を持った、それこそ、患者さん〔という〕だけの存在になってしまうので。なので、患者さんのご家族の方が面会に来たときも、やっぱり、「今、病状がどうです」とか、「きょうは血圧が安定してますよ」とかっていう、話ぐらいしかできなくなっちゃうんですよね。なので、「お仕事お休みされてますけど、お仕事のほうは大丈夫なんでしょうかね？」とか〔いう話もして〕。

器械に囲まれた病室で、麻酔がかけられ、コミュニケーションを取ることも難しい相手は、ともすると「患者さん〔という〕だけの存在になってしまう」という。

私たちの生活は、時空間的な連続性、対人関係上のネットワークをつくりながら営まれている。家族と朝食を食べ、職場に行って仕事をし、定時後は買い物をしたり事務的な用事を足したりしてから帰宅するというように、いくつかの異なる環境での生活場面がつながり、そのつど異なる人たちとのコミュニティがある。

しかし、そのような私たちの生活が、ICUという非日常の空間では一切消えてなくなる。そのため、生活者としての連続性を保つことがとても難しくなる。それゆえに「患者に訊く」あるいは「家族に訊く」というシンプルな身振りが意味を持つ。当事者にとっては自分の願いを言葉にできるという意義があるし、生活者としての連続性を保つことにもつながる。当事者との会話が難しい場合には、家族など親しい人々との会話のなかで、当事者が持つであろう願いを探り出し、退院してからの生活への想像を活性化することを共に目指していくことが望ましいだろう。

5 チームワークで願いを叶える

その人らしさを実現するチームワーク

生活を支えるケアを目指したとき、ケアは常に多職種が連携するがゆえに、チームによってその人らしさが実現していくことになる。ケアが本人の生を肯定するということは、チームによってある人の生活を形作るということだ。

在宅のALS患者をケアするヘルパーの山田さんの語りをふたたび引用する。ここで言及されている患者は、長い間在宅で暮らしてきた方である。

山田さん たとえばすごくきれい好きな方で、整理整頓好きな方で、自分はきちんとこう、自分の入った時間はきちんと、使ったものは戻しておくことをやってたとしても、その前の時間に入った「ヘルパーの」方とか、前日に入った方とかが、とにかく出しっぱなしにしてたり、なんかこういつもと違うところに物が置いてあったりっていうことを見つけたら、もう、勝手に戻すんじゃなくて、一応その利用者さんに、「これが出てますけど、これってわざと出てるんじゃないですよね」みたいな感じ、「これ戻していいんですよね」っていう形で、訊いて、先回りしてくる。想像力を働かせて、いろいろ訊いていくっていうのが。

――はあ、しかも単に想像力を働かせるんじゃなくて、利用者さんに確認されるわけとか。

山田さん　はい。そうです。必ず。ハハ。そうです。だから利用者さんにしたら、自分は動けないけれども、いつもと同じようにやって〔もらって〕、きちんとしていたいというのがあります。それで、入るヘルパーは十人十色なので、たまたま忘れたっていうのももちろんあるし、ちょっと雑な方もいたりっていうこともあるので、だからいつもと違うそういうストレスを利用者さんになるべく与えないように、きちんと自分がしたい状況にきちんと整えてあげるっていうようなことも、必要になってきますね。

右の語りでは、体の自由が効かない人の生活をどのように維持しうるか、その骨格の部分が示されている。

部屋を「きちんと」しておきたい。当事者のこのような願いを感じ取った山田さんは、部屋の環境の連続性を保とうとする。もちろん、これは単に掃除をすればいいということではない。「想像力を働かせ」、同時に「これ戻していいんですよね」と逐一確認する。こうしたケアラーの想像力と声かけのペアが、ここでも重要な意味を持つ。〈願いの地平〉の現実化と呼ぶこともできるだろう。

利用者の希望に沿うために、山田さんは一つひとつ確認しながら作業を進める。確認することにより、想像力は妥当性を得て効力を発揮する。本人が言葉にできない〈願いの地平〉を、ケアラーが想像力で切り拓《ひら》きながら、本人への確認を経て現実化していく。ここで「確認」と呼んでいるのは、支援者の閉じた想像力を患者との対話へと開いてゆく運動である。

第一章でも触れた「相手の位置に立つために声をかける」実践が、ここでふたたび登場する。

山田さんは「先回りしていく」ではなく「先回りしてくる」と語っていた。これは「きちんとしていたい」という患者の願いをもとに〈願いの地平〉をシミュレートした上で、患者の今現在いる位置へと戻ってきて、確認しつつそれを現実化するという意味なのであろう。〈願いの地平〉の現実化をめぐる患者とケアラーのやり取りは、独特の時系列で進んでいく。当事者が望む未来のシミュレーションは、過去に行ってきたケアの蓄積に裏打ちされており、その意味で過去の参照でもある。つまり、ここで行われているケアは、未来と過去を行き来しながら現在を生み出す実践なのだ。

ケアラーの個性

もうひとつ付け加えておきたいことは、ケアラーの個性についてである。先の例では、交代で入る複数のヘルパーのなかにひとり大雑把な人がいて、次に入ったヘルパーがその名残りを補正してゆくさまが描かれている。それぞれの特徴や長所を持つ複数のヘルパーが補い合いながら、ひとつのケアの連続性をつくろうとする過程と読み取ることもできるだろう。

ヘルパーは利用者が自分らしい生活を取り戻すための手段であるが、同時に利用者の「その人らしさ」がどういうものかは、ヘルパーの手を通じてしか見えてこない。このあいまいさのなかで、ヘルパー各自が、聴き取りと想像力によって、それぞれベストと思う環境の構築を試行錯誤しながら連携する。おそらくどれだけ想像しても、ずれは必ず残るのであり、このずれを絶えず補正しながら進むのがケアの営みなのだろう。それゆえ、ケアラーたちの個性もまた、当事者の願いを形作る構成要素のひとつといえる。当事者の願いもその人らしさも生活も、聴き取りと想像力の連鎖を通じて、微調整を繰り返しながら具体化するのである。

それぞれの利用者の多様な個体化は、願いを利用者の口から聞き取る一方で、ヘルパーたちが想像力を働かせ、何らかの形で実践することによって可能になる。一人の利用者のもとに複数のヘルパーが入る場合、その人数に応じて想像力と実践のバリエーションは広がる。

まさに「十人十色」である。そのようにして、ヘルパーの多様性が利用者のその人らしさのなかに組み込まれる。ある人の個性というものが、関わる多数の個性を取り込んで実現するものだという視点はおもしろい。

自立とは何か

ここまでの議論のまとめとして、熊谷晋一郎《くまがやしんいちろう》による次の言葉を挙げたい（全国大学生活協同組合連合会ＨＰより）。

「自立」とは、依存しなくなることだと思われがちです。でも、そうではありません。「依存先を増やしていくこと」こそが、自立なのです。これは障害の有無にかかわらず、すべての人に通じる普遍的なことだと、私は思います。

熊谷は脳性麻痺の当事者であり、小児科医であり、当事者研究の推進者としても活躍する人物だ。自立とは「依存先を増やしていくこと」だという言葉は、本章のテーマを要約する箴言《しんげん》となっている。

あるいは、映画化されたノンフィクション『こんな夜更けにバナナかよ』に描かれた、障害当事者とボランティアのチームワークを思い浮かべてもらってもいいだろう。その舞台は、介助者が個性を消して障害者の手足となるべきだという、介助者手足論と呼ばれる主張が残っていた時代だ。その時代のなかにあって、筋ジストロフィー症当事者の鹿野靖明《しかのやすあき》のサポーターたちが、ときに自己主張をしながらチームをつくっていたことが活写されている（渡辺《わたなべ》一史《かずふみ》『こんな夜更けにバナナかよ』、一二二－一二三頁）。

あるとき鹿野が、「太郎、久しぶりにタバコ吸いたい。タバコ買ってきて」と言い出した。

鹿野は若い頃、タバコを吸っていたそうだが、気管切開をして人工呼吸器をつけて以来、さすがにタバコはやめていた。しかし、山内には、呼吸器をつけている鹿野がタバコを吸うのは明らかに〝害〟であると思えた。極端な話、「自殺」に手を貸すようなものだと。

「やめた方がいいんじゃないの」山内がいうと、

「いいから」と鹿野はいう。

「オレは、なんかそういうのはイヤなんだけど」

内心、「言っちゃっていいのかな」とためらいながらも、山内としては「それが大きな賭けでもあった」という。鹿野に「やだ」とはっきりいった。

「ただでさえ、オレにはストレスが多いんだ。太郎、吸わせろ」

「やだ」

「太郎！」

「やだ」


右に引用した箇所からも分かるように、自立生活運動の立ち上げや多くの介護ボランティアの育成につながった鹿野靖明の個性・主体性は、日々の願いとたくさんのケアラーたちの個性の集合体として生まれていた。

変わらない患者をサポートする

『こんな夜更けにバナナかよ』では、主人公の鹿野がタバコを吸いたがる。呼吸器をつけているのにもかかわらず、である。ときに人は医療の基準から外れた生活を望むことがある。むしろ、人々の生活の願いと医療の求めるもの（健康を目指すこと）とは折り合いが悪いことも少なくないだろう。生を肯定することは、しばしば医療のスタンダードと対立する。

このような場面でケアラーの役割はあいまいなものになる。次の引用は、食事の節制が求められていた糖尿病の会社員が、腎臓を悪くしているにもかかわらず、医師の指示を聞かない場面についてである。看護師の米田昭子《よねだあきこ》さんが語る（『現象学でよみとく専門看護師のコンピテンシー』、一三〇頁）。

米田さん　入院してこんだけ合併症進んで、もう後がないって、もう今悪くしたら、もう明日から透析だぐらいになったときに、病院のかばんのなかに、こうお菓子がいっぱい入ってて。「あ、カレーパン！　何やってんの！」って先生が言ったら、出して、「先生食べる？」って訊いたの。そしたら賞味期限が切れてるって、「あ、賞味期限が切れちゃった」って、「いや、そこじゃないでしょ」ってみんなにやんや言われて。

そういうのを見たときに、患者さんって、なんか普通に暮らしているんだなって。こっちが関わったから改心するとか、反省するとか、「もうちゃんとあの病気と向き合っていく」とか言わないで、なんか普通の病気の進行が、まあちょっとゆっくりになったかもしれないけど、『それにこう応じて生きていく人生がやっぱりあるんだな』っていうのを、すごく私はその事例から感じて。

この患者の場合、「普通に暮ら」すことと「普通の病気の進行」が並行しており、「こんだけ合併症進んで、もう後がない」という病状と「かばんのなかに、こうお菓子がいっぱい入って」いるという生活との狭間《はざま》にある。このアンビバレントな状況の下で、あいまいにケアは行われる。ここで起きていることは、患者は健康のために節制すべし、病気の進行を食い止めるために治療に専念すべしという、医療の規範からは外れている。そしてここでの医療者たちの応答は、患者を「何やってんの!」とたしなめつつも、追い詰めているわけではない。患者の生活を一種のユーモアとして受け取り、笑いで返している。そのことによって患者のカレーパンは肯定され、ケアが継続されていく。

病院の医療では「アドヒアランス(服薬遵守)が悪い」とみなし、患者がちゃんとインシュリンを打って食事制限を守るように指導する場面が見られるかもしれない。しかし、ケアラーの役割は、患者にがちがちに医療のスタンダードを当てはめて生活を矯正することではない、と米田さんは語っている。患者の生活を尊重しつつ、健康に配慮することがケアの目標なのだ。この点は、患者に自主的に健康を管理させることを理想とする、ある種の規律権力的な健康政策とケアの倫理とのずれでもある。

患者が医師の指示に従わず、節制しないことも織り込んだ上で、その人が望む生き方が持続可能になるようにサポートするという、綱渡りのようなあいまいなケアである。こうした実践を通じてケアラーが試みているのは、これからも「普通に暮らして」いくための触媒、生活の連続性のための触媒となることだろう。米田さんが口にする「それにこう応じて生きていく人生がやっぱりある」という言葉は、どんな患者さんであってもその人が望む生活を肯定する、そして肯定の上でサポートする、という信念だろう。治らなくても、患者が医療に従わなくても、ケアは続く。治すことだけがケアラーの役割ではない。語りは次のように続く（同、一三一頁）。

米田さん　でも、看護師さんたち〔は〕、『一生懸命関われば患者さんも変わって、改心して、合併症もよくなる。よくならないけど、まあ進行が止まる』みたいに思っていて。それがいい看護だとすると、「いやいやいや、一生懸命やったってそうはいかない事実だって、あるんだよ」っていうのを、よく分かってほしいのと。一生懸命やったのに変わらないと、相手を責めるじゃないですか。

「でも、病気ってそういうもんだから」みたいのを、けっこう私は言ってきたかなあって。で、変わらないからといって患者さんを突き放したりするんじゃなくて、変わらない、変わらせるためにやるんじゃなくて、変わらないとか、変わるとかじゃなく、病気と一緒に生きていくためのツールとして、私が関われば、やっぱり安心するじゃない？　できるできないにかかわらず〔…〕「全然変わんないのによく関わってるよね」って、「よく腹が立ちませんね」って言われるけど、「いや、変わることだけ期待してないから」って。「人ってみんなそうじゃん」みたいなことはよく言ってます。

「人ってみんなそうじゃん」と考えること、つまり生活のロジックは、医療のロジックとは違って患者自身の〈小さな願い〉を基準とする。ここでは「欲望」と言い換えてもいいかもしれない。欲望の背景には人それぞれの事情がある。当事者の欲望の視点でケアをするということは「病気と一緒に生きていくためのツール」となって、生活をサポートするということだ。患者が医療者の言ったとおりに服薬やインシュリン注射を続けるわけではなくとも、いくら言っても自分の健康を守ろうとしなくても、サポートし続けることによって、患者は安心し、心理的な支えを得る。

私も似たような場面を目撃したことがある。知り合いの精神科医のもとに通うアルコール依存症の患者さんである。お酒を飲みすぎて失敗することが続いても、その医師は「しょうがないわねー」と言いながら、寄り添い続ける（患者さん本人はそれに「あははは」としか答えないのだが）。人生のなかで大きな苦労を背負い、それゆえにお酒に頼らなければならなかった彼にとって、たとえ断酒がうまくいかなくても、そばに居続けてくれる医師やスタッフの存在は大きい。独居の彼は、入退院を繰り返しながらも、医師やスタッフとデイケアの仲間のあいだで居場所を持つ。

私たち一人ひとりには願いや楽しみ、その人らしい生活というものがある。それらが安心と共に持続しうるための触媒となるのがケアラーであろう。変わらない生活を求める人々は、安心して自分らしく落ち着ける生活をまずもって願っている。その際、ときには治療を第一としないケースも出てくるだろう。健康が人生のすべてではない。特に在宅におけるケアでは、それが医療の規範と合わないものであっても、顔の見える当事者の個性的な願いに沿って、その人が望む生活が維持できるように支えるという営みが際立つ。「人ってみんなそうじゃん」と米田さんが言うように、ケアが肯定するのは、匿名の厚生を最大化するための健康政策ではなく、名前を持ったそれぞれの人の個別の欲望だ。

「変化の触媒」と「連続性の触媒」

ここまでの議論をふまえて浮かび上がってくるのが、病からの回復や家族関係の修復をサポートする「変化の触媒」としてのケアと、生活が続くように支える「連続性の触媒」としてのケアだ。

「変化の触媒」としてのケアは、切断された対人関係の修復や、逆境からの脱却、その後の人生での行為可能性の拡張をサポートする。つまり、生活と人間関係の連続性を回復するために変化を生み出すのであり、目指すところは連続性の回復と同じである。第一章のはじめで、「患者や苦境の当事者が自分の力を発揮しながら生き抜き、自らを表現し、自らの願いに沿って行為すること」がケアのゴールではないかと述べた。あくまでその人の目線で――医療的視点ではなく――希望する生の連続性に着地させることが理想となる。

「願う力」を生み出す源泉

ここまでのところでは願いを実現する努力を論じてきたが、願いを作り出すことそのものがケアになる場合もある。次の場面は、貧困が深刻でヤングケアラーも多い大阪市西成区での子ども支援、子どもの居場所での実践が話題になっている（『子どもたちがつくる町』、一九七、一九九頁）。

スッチさん　〔虐待から避難するためにこどもの里の〕ファミリーホームで生活してる子って、結局〔…〕先の、自分の人生とかっていうこととか、〔本当は〕自分は悪くないし、〔なのに〕こう、選べるっていうこととかも、全然、もう、なんていうかな、あきらめてるというか、そういうことを思ってないっていうか。

希望はあるけど、でも、希望があっても、結局、でけへんし、成功体験がやっぱり少ない。大きくなって社会に出ても、やっぱり仕事が続かなかったりとか〔…〕。だから、そこも一個一個、できる限り話をして、選択肢ができるだけ増えるようにとか……。〔…〕「あなたどうしたいの？」っていう、「あなたはどう思うの？」っていうこととかって、やっぱり、訊いていくっていう。〔…〕子がどう思っているかっていうことって、やっぱ、子に訊かへんかったら分かれへんし。

「希望」がかすかにあっても、成功体験が少ないと子どもは「あきらめ」てしまう。「あきらめ」とは、願いを失うことだ。「選択肢ができるだけ増えるように」環境を整え、「あきらめ」ないように願いを口にできる環境を確保する。子どもが何を願っているかを訊いてみることは、どんな社会環境なら希望を持てるのか、その前提条件を整えることにつながる。「仕方ない」とあきらめることとは、状況に打ち勝つレジリエンスなどではなく、不合理ゆえに「あきらめて」しまっている状態だ。この袋小路を打ち破って、本人が自分のなかの願いに気づくためには、生活基盤を支えると共に、「あなたはどう思うの？」と問い続けないといけない。ケアは、自分は何を望んでいるのかを、当事者自身が気づき、言葉にできるようになるところから次の段階へと進む。「あきらめ」に対抗しようと対話の環境を整えるケアラーは、願う力を生み出す源泉でもあるのだ。

ただし、このあとの部分で、スッチさんは大人がいくら子どものために良かれと思って準備をしても、それはお仕着せになるリスクがあるということを強調している。願いを生み出すケアは、ときとして独りよがりなパターナリズムにつながりやすい。それゆえに、声かけをして本人の声に耳を傾けることの重要性が際立ってくるのだ。

6　本来の居場所へ

落ち着く場所

自分の願いを実現化することと、願いを表現できる場を持つことはセットになっている。願いは安心が得られるところで発現する。そこで、安心を確保できる場所が必要だ。落ち着ける場所をつくることは、ケアの第一歩となる。居場所はその人の自由と深く関わる部分だからである。第一章でもケアと身体的自由について述べてきたが、ここでいう自由とは、ひとつは痛みや逆境からの避難の意であり、もうひとつは病と医療が課す制限からの自由、さらに生活環境を自分で選べる自由の意味もある。こうした自由は、多くの人が自明に持っているものであり、特に目新しいものではない。当事者が勝ち取ろうとしているのも、多くの場合、こうした当たり前の自由が手に入る環境である。いまだかつて経験したことがないような新しい生活様式などではなく、これまでの経験からイメージできる暮らし、身体的な安全や対人関係などもふくめて、自分が安心して落ち着くことができる馴染《なじ》み深い居場所である。

ここで「落ち着く場所」と呼んでいるものにはいくつかの段階があり、少なくとも次の三つのレベルが思いつく。

①体の感覚を休めることができる場所
②人間関係における落ち着きを得られる場所
③そこを基盤として、行為が可能になる土台

「落ち着く」という感覚の源泉は、おそらく「自分が本来あるべき場所に立ち戻っている」という意識であり、根本的には「生存が無事に確保されている」という安心なのであろう。たとえ初めて訪れる環境であったとしても、安心を感じられる場所であれば「落ち着く」ことができる。

その安心を形作る要素のひとつは、過去・現在・未来が連続しているという感覚だ。本人

の育ってきた文化や習慣の堆積に照らして、「こうでありたかった」という過去の想起であり、そうなることが望ましいという未来でもあるような、そういった感覚である。つまり、願いは人生全体を見通して発される。これは、先ほど取り上げたＡＬＳのケアにおける〈願いの地平〉の概念と同様、横に延びる直線的な過去・現在・未来の流れの感覚とは異なる、未来と過去が現在という瞬間のなかに縦に折り重なった垂直的な時間感覚である。願いとケアは垂直に折り重なる時間が源となる。

「家に帰りたい」という願い

ターミナルケア（終末期医療）で願いを聞き取ることも、過去と現在、未来をつなぐ試みである。時間感覚を回復することは、居場所の獲得に結びつく。小児がん病棟に勤務する看護師の語りを引用する（『摘便とお花見』、三〇二－三〇三頁）。

Ｇさん　子どもにとってお家《うち》って何なんだろう。〔…〕もともと家で楽しく過ごしてた子っていうのは、たぶん元の自分のいるべき場所っていうか、自分が育った、生活している場所〔と思っていて〕、病院は病院で特殊な場所って思ってんのかな。〔…〕うん。お家大好きでしたね。みんな「お家に帰りたい」ってすごい言う。もう全員言うので。

「お家に帰りたい」と子どもが願う場合、自宅が「元の自分のいるべき場所」であり、自分の願いがそこで叶う場所だと感じているということだろう。このように、本来の居場所としての「家」は、病院に入院中の患者のままならない〈今・ここ〉と対比され、あこがれの対象として立ち現れる。在宅ケアとの違いはここに集約されるだろう。在宅であることの大きなアドバンテージは、（ケアがしっかり入りさえすれば）自分が落ち着く本来の場所にいる、という感覚を当事者が得やすいということだ。入院している人のケアにおいて、この部分が難題となる。とはいえ自宅であることだけが大事なのではない。「落ち着ける」そして「腑《ふ》に落ちる」ことが要点なのであり、病院や施設が選ばれることも当然ある。

ホスピス

本章の最後に、二〇一九年七月にがんで亡くなった哲学者の宮野真生子《みやのまきこ》が人類学者の磯野《いその》真穂《まほ》とのあいだで交わした書簡を引用したい（『急に具合が悪くなる』と題して書籍化されたこの往復書簡は、非常に重要な論点を数多くふくんでいるため、以降本書で度々言及することになる）。亡くなる三ヶ月ほど前に、ホスピスを選んだ場面である（宮野真生子、磯野真穂『急に具合が悪くなる』、五〇頁、強調は原書による）。

ところが、〔職場のある福岡ではホスピスを選びきれず〕そうやってほぼ無計画に戻ってきた京都で私はある病院と出会い、今後のケアの方向性が形作られてゆくことになりました。それは、複数の選択肢を比べて合理的に決定したのではなく、たまたまの「出会い」をもとに「ここにしよう」という気持ちが自然に湧いてきた結果でした。だから、形作られてゆくことに「なりました」と私は書いたのです。私が選び、決めたという能動的な行為というよりも、その病院の先生や看護師さんの雰囲気が身体になじみ、腑に落ちて、「じゃあお願いします」という言葉がほとんど考えなしに出てきました。

この経験を思い出すと、**そもそも「選ぶ」って何だろう**と思うのです。

まずもってこの書簡のやり取り自体が、体調が悪化しつつある著者が自分にとって大切なことを親しい人と話し合うという、濃密なACP（人生会議）になっている。右の引用では、宮野は意思決定と呼ばれるものが、実際には理性的な決断ではないと書いている。「病院の先生や看護師さんの雰囲気が身体になじみ、腑に落ちて、「じゃあお願いします」という言葉がほとんど考えなしに出てき」たという。

しかも、ここでは初訪問したホスピスがある種のなつかしさを帯びた場所として描かれている。ホスピスは自宅ではない。しかし、老人ホームの設計についての本（『自宅でない在宅』）を執筆した建築家の外山義《とやまただし》も書いているように、自宅ではないとしても落ち着ける環境とコミュニティをいかにつくり、維持するかということが、こうした場では問われる。

in place

本章を通して考えてきた〈小さな願い〉は、最終的にはその人が落ち着ける場所、すなわち「本来の位置」へと向かう願いに至る。それは、アメリカの哲学者ミルトン・メイヤロフがケア論の古典のなかで「しっくりくる in place」と呼んだものに近い（メイヤロフ『ケアの本質』、一一五―一一六頁、但し in place が「場のなかにいる」と訳されていた箇所を「しっくりくる」に変更している）。

私たちは全面的・包括的なケアによって、私たちの生を秩序だてることを通じて、この世界で〝しっくりくる〟。〔…〕私の〝しっくりくる〟感じは、全く主観的であるというものではなく、また単なる感じでもない。なんとなれば、その感じは、この世界で他の人と実際にかかわっていることを表しているからである。

ケアの関係のなかで落ち着ける場所を見出《みいだ》すこと、これこそメイヤロフが語りたかったことだろう。「落ち着くことができる場所」とは、あくまで本人にとってそう感じられる場所であり、個別的なものである。社会の価値観によって外から決められる「本来性」ではない。

先ほど引用した『急に具合が悪くなる』においても、宮野は友人の磯野やパートナーとの対話を重ねるなかで、落ち着ける場所を直感的に見出している。体を休めることができ、親しい人との関係を確認できる場所であろう。宮野がそこを自分で見つけだしたという点もふくめ、徹底的に「個」が尊重される場である。宮野はそこで生活（生）を営む場所を見出している。つまり、死が意識されているなかで、紛れもなく生にベクトルが向いた話が語られている。「最期を迎える場所」として人生会議（ACP）で問われていたものも、このような生を肯定する場だ。同じ状況で、病院を望む人もいるだろうし、自宅を望む人もいる。いずれの場合も、〈小さな願い〉と本来の居場所という感覚、そして願いの成就をめぐる共同性というテーマが重要になってくることを本章では論じてきた。

願いを伝えることによって、自分自身の位置を再定位することにつながる。自分が一番望んでいることは何か、どのような環境がもっとも落ち着けるのか、見出すことも伝えることも難しい。言葉を奪われていることも少なくない。だからこそ、ケアラーがその媒介者として機能する。「〈小さな願い〉を叶える」という日々のケアが、その積み重ねのなかで「自分の本来の居場所を見つける」ことへとつながる。「自分の本来の居場所」とは、自分の存在を肯定できるかどうかという、根源的な問いとも共鳴するテーゼだ。続けて次章では、「存在そのものをケアする」というテーマを考えてみたい。

第三章　存在を肯定する
――「居る」を支えるケア

1　存在の実感を支える

「在る」と「居る」

前章では、願いとケアについて考えた。しかし、たとえば苦痛に苛《さいな》まれた状態にあったとしたら、そもそも願いを持つことはできない。苦痛が抑えられ、自分の〈からだ〉を感じ取ることができなければ、願いを抱く余裕はない。つまり、願いごとを持つためには、まず自分自身の存在を確保できていないといけない。願いを支えるケアの手前には「存在を支えるためのケア」とでも呼びうるものがある。これは「生を肯定する」というケアの働きの土台である。

本章では、「存在そのものを支える」というケアの役割を議論してゆく。具体的な議論の前に、まずは「存在する」とはどういうことかについて考えていきたい。

「我思うゆえに我あり」というフレーズを聞いたことがあると思う。哲学者デカルトは、このようなテーゼを用いて「私が存在する」ことを論証しようとした。ここでは詳細な検討は省くが、しかし、ケアの文脈に沿って考えるなら、そうしたロジックは形式的な存在証明ではあっても、「私が存在しているという実感」を得るために十分なものではない。もっといえば、「我あり」という翻訳も奇妙である。存在しているという実感は、「私という現象が在る」という抽象的な記述としてではなく、「私はここに居る」という具体性をともなった記述として立ち現れるからだ。

「在る」と「居る」は英語にすれば共にbeだが、日本語ではニュアンスに微妙な違いがある。たとえば「ペンが在る」という表現はあっても、「あなたが在る」とは通常言わない。反対に、「私がここに居る」とは言うけれども、「ペンがここに居る」とは言わない。「居る」という動詞は、生物を主語として要求する。すなわち、「**ここに居る**」**という内側から感じ**

る感覚は、生物としての存在の実感だといえよう。そして、ケアこそが「私はここに居る」という実感を支える。

「居る」という言葉は「ここ」「そこ」「どこ」など、具体的な場所を指し示す単語とセットで使用されることが多い。そして同時に、「居場所がない」という言葉が示すように、人間にとって「本来あるべき状態」というニュアンスもある。前章では「自分が落ち着ける居場所」の重要性について考察したが、このように〈居る〉という感覚は願いの最終的な行き先でもあり、一つひとつの願いの基礎でもある。

ユマニチュードとホールディング

「ここに居る」という感覚を覚えるとき、〈私〉の存在はモノが存在するのとは大きく異なる。〈からだ〉の実感や人間関係のなかでの存在感、あるいは生活環境もふくめた〈私〉である。モノは独立して〝在る〟が、人は自分の〈からだ〉や他人、取り巻く環境にアクセスしながら、ここに〝居る〟。

以下は、認知症のケアに由来するユマニチュードの考え方のうち、存在のケアに関する主張の引用である（『ユマニチュード入門』、三五－三六頁）。

母親から生まれた人間は、まず生物学的な第1の誕生を経験しています。そして人生の最初の他者である母親から、人としてのまなざしを受け、声をかけられ、優しく触れられ、適切な世話を受けることによって、自分と社会とのつながりを感覚として受け取り、その後、兄弟や祖父母、友人、仲間や隣人など多くの他者の中で成長していきます。〔…〕まわりの人からまなざしを受けること、言葉をかけられること、触られることが希薄になると、周囲との人間的存在に関する絆《きずな》が弱まり、〃人間として扱われているという感覚〃を失ってしまうおそれがあります。

「〃人間として扱われているという感覚〃を失ってしまうおそれがあ」るがゆえ、ユマニチュードは、眼差し、声かけ、そして優しく触れることをケアの出発点に置く。ここでは、高齢者ケアと乳児期のケアが結びつけられている。コミュニケーションを取りにくいとされる認知症の人に眼差しを向けたり、言葉をかけたりすることが、尊厳の核にある存在の感覚を守ることになる。ジネストは病院での医療について次のようにも書く（『「ユマニチュード」という革命』、五五頁）。

けれども考えてみてください。ケアの名の下に裸にしたりすることに比べたら、優しい言葉をかける、いたわりをもって触れることは、あなたを大切な個人として友人として扱っている証《あかし》であり、何より非暴力的なやり方とは言えませんか。

イギリスの小児科医で精神分析家のドナルド・ウィニコットも、「存在する」という感覚が乳児期の母子関係（あるいは養育者との関係）によって生まれると論じた（D. W. Winnicott, *The Maturational Processes and the Facilitating Environment*, p.33）。

人が「私が居る I am」の段階を達成できるのは、守ってくれる環境が存在するときだけだ。守ってくれる環境は実際には子どもに専心する養育者のことであり、子どもと同一化することを通して乳児の自己のニーズへと方向付けられた養育者のことである。

ウィニコットは「居る」を支えるケアのことをホールディングと呼んだ。ホールディングとは「抱っこ」を意味する言葉であり、文字どおり心理的なケアのことだけを意味するのではない。あかちゃんをきれいにし、授乳し、あたたかく快適な環境を維持し、騒音や不快な刺激から守る――これら一連の身体的ケアや環境整備もホールディングにふくまれる。看護や介護、福祉の別を問わず、対人関係のなかで営まれるあらゆるケアは、潜在的にホールディングの一種である。たとえ自立を促す場合でも、その前提に支えとしてのホールディングがある。

抱っこをする、授乳する、おむつを取り替える、あやす、などといった育児におけるケアの働きかけが、子どもに「自分というものが存在している」という実感を生む。〈私〉がはじめからあるわけではなく、ケアこそがあかちゃんの存在を生み出すのだと、ウィニコットは論じたのだった。

生まれたときから死ぬまで、人の存在は他者によって与えられる。認知症ケアから生まれたユマニチュードが、子どもの臨床を通して生まれたウィニコットの理論と同じ結論に至っていることは非常に興味深い。

さらに、ウィニコットはケアのなかで養育者が子どもに照らし返す表情こそが、子どもの感情や表現にリアリティを与え、子どもにとっての現実感を育むことをさまざまな臨床例から示した。「私はここに居る」という現実感を得るためには、誰かが反応を返してくれる必要があるのだ（『遊ぶことと現実』第9章）。

乳児が親の顔を見つめるとき、親は子どもの様子に応じた表情と声かけをするだろう。泣いているときにはあやし、笑っているときには微笑《ほほえ》み返す。「親がどのような表情をしているか」は「親が何を子どもの様子に見て取っているか」を反映している。とすれば、子ども

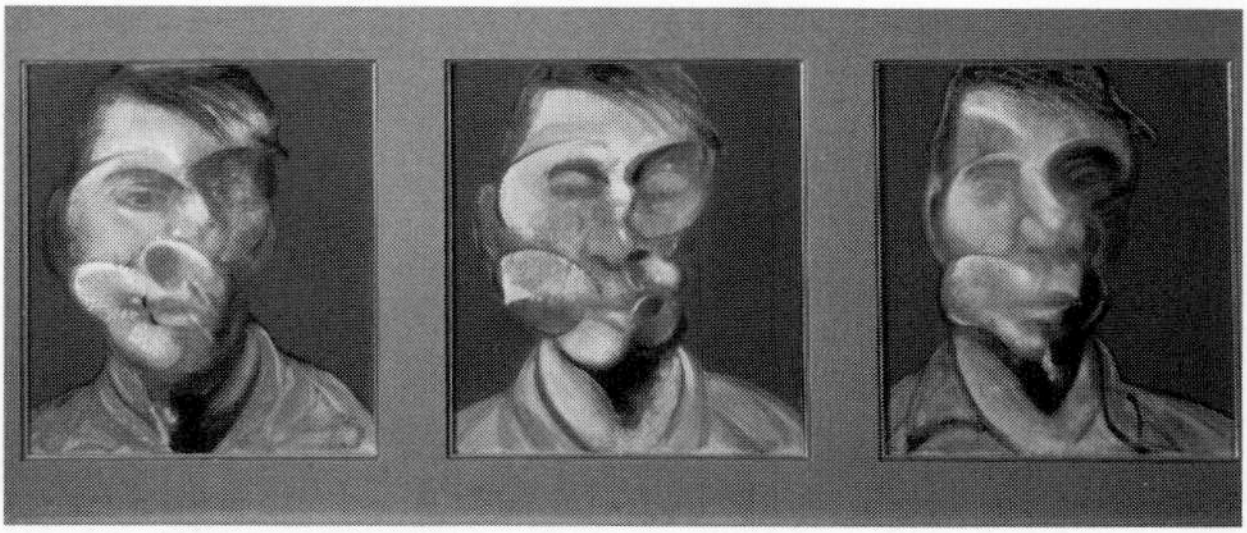

図3-1　「三つの肖像習作」フランシス・ベーコン，1973年

が親の表情のなかに自分自身の姿を感じ取っていると考えるのも自然なことに思える。

問題は、たとえば養育者の側に事情があって子どもが満足な反応を得られない、という場合だ。親の表情のなかに自分自身の姿を確認できないとき、子どもはどうするか。親との眼差しのやり取りのなかでコミュニケーションを取るのではなく、親の眉間のしわの微細な引きつりなどに気分の兆候を細かく知覚しようとすることになる。このとき、子どもは自意識を十分に手にすることができなくなるという。ウィニコットは自身の症例に加えて、歪《ゆが》んだ人物像や（鑑賞者の顔が映る）額縁のガラスを偏愛した画家フランシス・ベーコンの例から、そうした学説を唱えている（ベーコンは重度のアルコール依存症だったことが知られている）。

子どもの感情表現やさまざまな動作に対して、周囲が振り向かず、表現に見合った反応を照らし返すことがなければ、子どもの感情表現は虚《むな》しく空を切ってしまい、自分の存在を感じることができなくなる。ケアラーが眼差し、声、触覚で子どもや高齢者に向けてメッセージを送ること、そしてその人からの表現に応答すること。これらのケアが存在の感覚を生み出すのだ。

2 〈からだ〉を見つけなおす

苦痛と「存在の喪失」

前節では、自らの存在の実感がケアのなかで生まれる経緯を確認した。さらに踏み込んでいえば、一口に「存在の実感」といっても、その内部にいくつかの層がある。以下では、「居る」という感覚を身体的なミクロのレベルと社会的なマクロのレベルに大別して、それぞれの実感を生み出すケアについて考えていきたい。

まずは体感的レベルにおける「居る」である。痛みや麻痺によって体の感覚が損なわれると、自らが頼ってきた現実感も失われる。はじめに引用するのは、二〇一二年、レコーディング中にくも膜下出血で倒れた歌手の星野源《ほしのげん》が、ICUで経験した痛みを綴《つづ》った手記の一節である（星野源「生きる2」『よみがえる変態』、一三七－一三九頁）。

術前にあった高いテンションは時間が経つにつれ低くなっていき、随分と冷静になっていった。それと同時に今まであまり感じなかった頭の痛みが圧倒的に強くなっていく。食べ物も食べられず、水も飲めず、片時も休まずに続く頭の痛み。それは偏頭痛の比じゃない、爆発的な痛み、それがただ続く。痛み止めを打ってもらっても痛みは変わらず、胃が拒否反応を起こして吐き気をもよおし、真っ黒い水を嘔吐《おうと》する。〔…〕

そして、それまでの31年間ひっきりなしに動かしてきた身体が急に動かせなくなるというストレスからみるみる神経が苛立ち、同じく集中治療室にいるであろう他の重篤な患者さんのうめき声、息づかい、機械〔＝器械〕によっておそらく人体から聞こえているであろう不思議な音、それが気になって気になってまったく眠れない。嗅覚も聴覚も恐ろしく過敏になり、時には集中治療室の外で誰かが食べているであろうクッキーらしきものの匂いで嘔吐する時もあった。遠くの方で聴こえている看護師たちの話し声に発狂しそうになった。24時間、不眠不休で痛みと神経過敏に耐え続ける。それが3日間続いた。〔…〕今すぐにでもベッドの頭上にある窓から飛び降りたい。早く死んでしまいたい。こんな拷問のような苦しみはもうたくさんだと思った。

星野のエッセイには、病院での「爆発的な」頭痛、「身体が急に動かせなくなるというストレス」、苛立ち、吐き気、不眠が鮮明に描かれている。感覚が過敏になり、クッキーの匂いすらも〈からだ〉への侵襲になる。音も光も匂いも〈からだ〉を脅《おびや》かし、「ここに居る」という存在の感覚を奪うのだ。看護師の声が聞こえたとしても、それはコミュニケーションではなく、不快なノイズだ。「早く死んでしまいたい」ほどの身体的苦痛と孤立が重なり合い、自分の存在を奪い取る。このような病室での過酷な体験は、星野が検査入院中に歌詞を書き上げた曲『地獄でなぜ悪い』でも描写されている。

コンフォートケアの重要性

続けて取り上げるのは、ふたたび看護師の宇都宮さんの入院の体験である。

宇都宮さん　手の動き自体だけで〔点滴が〕漏れたりすると、また差し換えしないといけないと思うと、もうだんだんだん動かなくなっていくじゃないですか。そうするともう、〔点滴をしていた〕こっち側が、もうすごい肩こりみたいな感じになって。もう痛くて痛くて首も回らなくなってくると、またまた制限がありますよね。自分のなかで。そしたら、もう、痛いし、つらいし、もういらいらってするんですよね。もうそれが、もう本当の私の〔せん妄の〕引き金だったんですよね。

やっぱり、苦痛とかっていうことに対しては、ナースは敏感にならないと。やっぱり、「この処置は痛いから仕方がない」とか、「ある程度痛いのは仕方がない」とか、「苦しいのは仕方ない」とかっていうことになるんだけれども。やっぱり、傷口の痛みだけじゃなく、さまざまな苦痛を感じておられることは確かなので、とするとやっぱり、それが強くなってるのかどうなのかとか、〔…〕筋肉痛だとか、疲労感だとか、何ともいえない倦怠《けんたい》感だとかっていうようなことがないかどうかっていうような。なんかそういう、アンテナはすごく敏感にしとかないと。やっぱりせん妄のなかの医原性《いげんせい》っていわれるものは、こっち側の気づかないことの医原性もあるんじゃないかというふうに思いましたね。

——なるほど。うん。

宇都宮さん　だからやっぱり徹底して苦痛は緩和するっていうことが、いまさらながら、『あーすっごい大事だな』、と。まあ次の、せん妄とかいろんなことを引き起こしていくもとになっていくので。やっぱり、『なるべく苦痛はゼロにしていくような努力を、ナースはしていくべきだなあ』と、いうふうに思いましたね。

宇都宮さんはひどい頭痛で眠れなくなるのだが、苦痛はそれだけではなかった。この語りにおいて、前半では「もう」を繰り返しながら畳みかけるように患者として経験した苦痛の耐えがたさが語られ、後半では苦痛がせん妄を生んだ体験について、看護師という立場からの分析がなされている。

せん妄とは、得体の知れない恐ろしい迫害の世界に閉じ込められる幻覚であり、体の苦痛と孤立がイメージとして具体化したものだ。せん妄状態にある宇都宮さんは鮮明な意識を失い、現実世界とのつながりを失ってしまった。言い換えれば、せん妄とは「世界のなかに居る」ことができなくなった状態の具体的なイメージだ。せん妄状態においては、周りの人との鮮明なコミュニケーションは不可能になる。

先の引用では、せん妄による苦痛が病気だけに由来するのではなく、治療のプロセスに由来するものであることも確認される。それゆえに、「やっぱり」と強調しながら、患者の苦痛に敏感にならなくてはいけないというケアの倫理が語られる。

宇都宮さんが語る「アンテナ」とは、患者が受けている苦痛の兆候（サイン）をキャッチする感受性のたとえである。苦痛をめぐるコミュニケーションのなかで、患者とケアラーの〈出会いの場〉が開かれる。そのとき、孤立の象徴だった痛みは、回復の兆しという別の水準に移り変わり、肯定的なものとなる。

反対に痛みに気づいてもらえないとき、患者は、単に身体的苦痛が放置されていると感じるだけでなく、無視されて孤立してしまっているという心理的な苦痛を覚える。周囲に医療者やケアラーがいるにもかかわらず、患者は孤独の只中《ただなか》に置かれる。このようにして、医療自体が原因となってせん妄が生じるケースもある。痛みとせん妄に閉じ込められるということは、外部の世界から切り離されるということである。世界のなかに「居る」という確証を失い、平時には自明だった「自分の体は自分のものだ」という実感も危うくなる。痛みを緩和し、快適さを提供するケアは、患者が自分の体を取り戻し、この共同世界のなかに住みなおすための営為となる。コンフォートケアは、単なる業務ではなく、存在の感覚を支える大事なケアなのだ。

さて、ふたたび星野源だが、彼はICUから一般病棟に移ってすぐに、安心できる環境を得ることができたとも綴っている（星野源「生きる 2」『よみがえる変態』、一四〇頁）。

〔…〕自分の部屋に着き、目を開けると、ちょうど頭上にある窓が開いていた。青空だった。外からは子供たちがサッカーで遊ぶ声が聞こえた。風が吹き込んでくる。少し寒い。

その一瞬、頭痛が消えた。

雑踏が聞こえる。待ちに待った自然音だ。子供たちや飛行機の音、木々を揺らす風。機械音やうめき声ではないノイズ。なんて気持ちいいんだろう。そう思い、目をつぶってウトウトし〔…〕。

ここでは回復するということが、外部とのつながりの回復、感覚の回復、そして〈からだ〉の回復という順番で経験されている。

病やケガの苦痛に加えて、医療によっても苦痛はもたらされる。だが苦痛を緩和することもケアラーにしかできない働きである。ケアラーは苦痛を与える力と苦痛を取り除く力という両義性を持っている。それゆえに、苦痛に対して敏感である必要がある、と宇都宮さんは語っていた。「徹底して苦痛は緩和する」という決意は、「患者の視点」に立つケアラーの理念の顕れだ。一般化していえば、医療が苦痛緩和の限界設定をしてしまわない、気づきにくい苦痛に気づく、そして存在喪失を避けるという三点の倫理的な要請を宇都宮さんは語っている。彼女の言葉を続けて引く。

宇都宮さん　やっぱり、なんか非人間的なところじゃないですか、ICUって。非人間的なことが続いてるので、逆にすごく人間的なところ〔を求めて〕、あたたかいとか、冷たいとか、なにか触ってみたりしてね。そういったものを求めてしまうというか。〔…〕頭が痛いとき、なんていうんだろうな。氷枕をしてもらうから、それで苦痛が消えるっていうのもあるんだけれども、もうひとつ、冷たい感覚のなかでの心地よさっていうか、そういうものを求めたりとか。まあ逆にその、さっき言った蒸しタオルが来て、『あったかいな』って思ってほっとするとか。『そういうケア、本当に大事なんだな』とつくづく思いましたね。

宇都宮さんは、ＩＣＵが（あるいはそもそも病院が）「非人間的」であるという極端な前提からケアを立ち上げようとする。もし医療者の側が「病院だって人間的なところがある。たとえば……」というふうに開き直ってしまえば、たとえそれが事実だったとしても、患者が飲み込まれている苦痛から目をそらすことにつながってしまうかもしれない。そのリスクを宇都宮さんは意識している。

そのため、「非人間的な環境に置かれている」という前提から出発することで、一人ひとりの患者の痛みに対する丁寧な目配りを自身に要請する。「苦痛に苛まれる状態のまま、誰も取り残さない」という宇都宮さんの理念が、どのような場合でも〈出会いの場〉を開く努力をするという創造的実践につながる。このように、非人間的な環境の只中で人間的なものを生み出すという創造も、ケアという営みの一側面であろう。

もうひとつ、ここでは苦痛緩和と快が区別されて議論されている点もポイントである。「苦痛が消えるっていうのもあるんだけれども、もうひとつ〔…〕心地よさ〔…〕を求めたり」という表現からは、自己感が失われて孤独のうちに閉じ込められる苦痛のモードを脱することと、ケアという〈出会いの場〉によって生のモードがもたらされることとは、質的に大きく異なるのだという実感が垣間見える。コンフォートケアが、単に苦痛を除去するだけではなく、他の人との〈出会いの場〉を開き、患者自身の存在の実感を回復するという質を持つとき、当事者はせん妄に閉ざされた孤独な世界からジャンプし、本来のリズム、身体感覚、コミュニケーション能力を取り戻すことが可能になる。

手に入れたのは、乳児期にさかのぼる基本的な自己感覚、「私が存在している」という感覚である。「生を肯定すること」としてのケアの核にある本質だろう。

〈からだ〉の緊張をゼロにする

痛みに占有されてせん妄に陥るという例は非日常的なものに思えるかもしれないが、「忙しさのあまりに自分を見失う」という経験は多くの人にあるだろう。核にある自己の存在を忘却するという点で、両者は地続きのものだ。体の酷使、インプットやアウトプット過多による脳への負担、心理的ストレスによる気忙《きぜわ》しさなど、忙しさにもいろいろなタイプがある。

いずれの場合も、自分自身の〈からだ〉に落ち着くということができなくなっているという共通点が見られる。気忙しさを解除するケアについては、自律訓練法や瞑想《めいそう》といったような多様な心理療法が提示され、注目されてきた。〈からだ〉の緊張をゼロにすることが自己感の回復につながるという考え方は、心理療法にも見られる。たとえばマインドフルネスと呼ばれる瞑想法に由来するリラクゼーション技法も、まさに自己の安定した身体感覚の回復を目指す技法である。

医療ケアが身体を対象とすることは当然のことのように思われるかもしれない。しかし、治療対象としての生理学的な身体だけでなく、患者一人ひとりが内側から感じる〈からだ〉にアプローチし、本人の体感が整うようにサポートするという側面がケアにはある。ここでは、〈からだ〉の水準を生理学的に根拠付けできるかどうかはあまり重要ではない。そもそも身体を臓器の集合体として捉える医学的認識は、実感としての〈からだ〉よりもずっと遅れて、後付けの知識としてインプットされるものであり、経験の秩序においては二次的なものだ。

このことを裏づけるために、虐待へと追い込まれた母親のためのグループプログラムの調査をしていたときの私の体験を記したい。

プログラムに参加していた多くの母親が、体調不良や倦怠感といった不定愁訴を抱えるだけでなく、自分の体の感覚がどうもはっきりしないと訴えていた。あるいは、不眠や自傷行為、摂食障害、薬物の過剰摂取による感覚の鈍麻などの〈からだ〉と関わる不調の訴えもあった。触覚がはっきりしないために、色鉛筆で手のひらの輪郭をなぞることができない人もいた。

彼女たちは子どもに虐待をする状況へと追い込まれたわけだが、同時に大半が自分自身も幼少期に虐待を受け、貧困や親との離別など逆境のなかで育ってきていた。ボディワークと対話からなるグループでのセッションが進むなかで、参加者は自らの身体感覚を再発見していく。自分の〈からだ〉を再発見するプロセスと、過去を思い出すプロセス、自らの言葉を獲得するプロセスが並行して進むのだ。言い換えれば、このプログラムでは、身体感覚の回復が自分自身の歴史の回復へと直接的につながっていた。

このように、ケアの視点で見たときに、身体医学と精神医学を区別する必要は必ずしもない。本書で用いてきた〈からだ〉という概念は身体と心の双方にまたがる経験だ。心身の区別は、そもそも西欧医学が学問的に導入した人為的なものにすぎない。右の例に限らず、終末期における足浴やシャンプーで得られる心地よさも、その人の心身の実感を回復するケアとして、とても大事なものであろう。

次の引用は、右記のプログラムに参加した女性の語りである。このプログラムでは、グループでそれぞれの経験を語り合う前に、セッションの冒頭でボディワークを行う。心のケアのために、〈からだ〉のケアを行うのだ（『母親の孤独から回復する』、五九頁）。

ちぃさん　うん。気功をするんですけど、日常でイライラッとしてる自分の気持ちを落ち着けて、最後に、自分はここに居るっていう、なんかこう、なんていうんかな、なんか、思い出す感じっていうか。自分の気持ちが別のところに行ってても、『あ、ここ、この場で、自分はプログラムを受けます』っていう気持ちになれるっていうか。〔…〕普段やっぱり、日常でね、仕事をしてきた人とか、子どもにワーッて叱ってから来てしまったら、自分の気持ちは、もうどっか行ってるじゃないですか。でも、そうじゃなくて、『今、ここに、私は居るんだ』っていう、なんていうかな、準備運動みたいなものですよね。呼吸整えて……。

ボディワークの一環として、ファシリテーターの導きで気功をする。呼吸を整えるなかで、「今、ここに、私は居るんだ」という自分の体の感覚を取り戻す。それと共に、仲間のメンバーと分かち合う共同性の意識も手にする。それは「自分はここに居るって〔…〕思い出す感じ」だと彼女は言う。子どものころから困難な環境のなかで自分の〈からだ〉の実感が薄れてしまっていたちぃさんが、〈からだ〉のセルフケアを通じて、本来自分が居るべき場所、「思い出す」ように戻っていくべき場所として、プログラムの会場を捉えている。

しかし、逆境のなかを生き延びてきた人にとっては、このような〈からだ〉の感覚にもとづく自己感を、逆説的に居心地が悪いものとして感じてしまう場合もある。次の引用は、依存症をくぐり抜けた女性たちのピアグループである「ダルク女性ハウス」での一場面を、代表の上岡陽江《かみおかはるえ》が語ったものである（上岡陽江、大嶋栄子《おおしまえいこ》『その後の不自由』一六八－一六九頁）。

お風呂に入ったら気持ちがいいとか、髪の毛を洗ったらすっきりするとか、みんなで一緒にご飯を食べると楽しくておいしいとか、そういった〝快〟を体感してほしい。実は、メンバーにとってそういう幸せは、うしろめたかったり居心地が悪かったりして、いたたまれない状態でもあるのです。しかし、それをみんなで「居心地悪いねえ」と言いながらガマンする。そして「自分に優しくすると安全だ」ということに徐々に慣れてもらう。

彼女たちは薬物に依存せざるをえないほどの逆境に生きてきた。彼女たちが薬物に依存したのは、苦痛をシャットアウトしなければ逆境を生き抜けなかったからだ。最終的には〈からだ〉に大きな苦痛をともなうとしても、困難な環境のなかで生き延びていくための手段として薬物が選ばれた。そんな逆境が通常の状態だった彼女たちにとっては、本来もっともくつろげるはずの入浴や美味しい食事すらも、「居心地悪い」ものと感じられる。つまり、快の感覚が自分のものではなくなってしまっているのだ。そのため、語り合う人間関係のなかで体の快適さを発見すること、居心地の良さを取り戻すことが最初のゴールとなる。

心理療法のなかで、〈からだ〉の感覚を回復することに焦点を当てる技法がある。アメリカの哲学者ユージン・ジェンドリンが生み出したフォーカシングだ。フォーカシングでは「悩みごとを思い浮かべてください」と言われたときに感じた「のどが締め付けられる感じ」「胃が重い」といった〈からだ〉のなかで感じられる違和感を、ゆっくり言葉にしていく。〈からだ〉の感覚を尋ねていくカウンセラーとの対話のなかで、違和感はイメージと言葉となっていく。すると、イメージが徐々に変化していき、次第に〈からだ〉が楽になるという。そのなかで、はじめは悩みごとに思えていた状況が、実はそうではなかったこと、もっと広い視野においては別の意味を持つものだったことに気づいていくという。

フォーカシングは大まかにはこのようなプロセスをたどるのだが、ここで確認したいのは次の二つの側面だ。ひとつは、忘れられた〈からだ〉の実感を対話のなかで回復するプロセスであるということ。二つ目は、対話を通して、悩みを〈からだ〉とイメージに連続させることで変化を生み出すという点である。ある人が抱えている悩みは、その人が向き合っている家族や社会環境を映したものであることが多い。その意味で、フォーカシングは対話のなかで社会と〈からだ〉、そして言葉を結びつけ、〈からだ〉の実感を心理的回復および社会のなかでの行動につなげようとする技法だということができる。

このようなフォーカシングのプロセスは、冒頭で「クリアリングスペース」と呼ぶステップを踏むことがある。「空間をきれいにする」、つまり〈からだ〉や心にわだかまっている緊張や想念をいったん脇に置いて、ゼロの状態に戻すのだ。さまざまな瞑想の技法で、こうしたプロセスは類似して見られる。「自分がここに居る」という感覚を回復するために、いったん〈からだ〉をゆるめる必要があるのだろう。

3 社会のなかの居場所づくり

存在を支える場

前節では〈からだ〉と自己の存在の実感との関連を議論した。次に問われるのは、社会のなかでの存在の実感である。もちろん、学生や会社員など、社会的に何らかの属性で周囲から認知されるということも社会的な存在をなすだろうが、ここではもう少し手前の実感を話題にしたい。

社会のなかで生きる私たちにとって、一対一の人間関係でつくられる自己感はごく一部であり、そのほとんどは複数の人と共に居る環境で生まれる。複数の人が居て安心できる環境というのは、たとえばよく見知っている人たちが居て、気軽に声をかけあえるような場所であろう。周りに気を遣うことなく、自由にふるまえるような場所であり、何もしないでぼうっとしていてもよいし、喧嘩をしても元に戻ることができる、こうした環境は「居場所」と呼ばれてきた。

居場所は、自己感が育まれる場所でもある。周囲の人が自分のことを深く知っている場合も知らない場合もあるだろうが、見守りの連続性とあるがままの存在の肯定がそこにはある。私とのインタビューのなかで、ある成人女性は「今になって〔こどもの〕里のありがたさとか、存在〔意義〕が分かったし」と語っていた。居場所は社会のなかでの困難を吸収してくれる安全基地として働く。

次に取り上げるのは、全国に四〇〇〇近くあるといわれる子ども食堂だ。子ども食堂は地域との交流や年齢をまたいだ子どもの交流の場として、全国に広がっている活動である。そのなかでも、第一章でも紹介した「にしなり☆こども食堂」は、二〇一二年に立ち上がった老舗《しにせ》である。運営者である川辺康子さんの言葉を引用する。この食堂は週に三回開放されており、貧困地区の子どもたちの居場所となっている（『子どもたちがつくる町』、一三五‐一三六頁）。

川辺さん　うちに来てる若いお母ちゃんがね、母子家庭で生保〔生活保護〕もろうてたんです。で、子ども保育所に送って、帰ってきたらもう何もすることなくて、ダラーッとしてやる子やったんです。で、「もう私なんかどうでもいいし」みたいな。やっぱここに来てね、ここで人と関わる。で、子どもたちと関わって、表で〔子どもたち〔から〕が〕自分を見てくれて、自分に声をかけてくれる。それがね、ちいちゃな子ども声をかけられること〕でも、やっぱり「私って一人じゃないんや」って思えるんですって。うん。だから、その子〔若いお母ちゃん〕にもまた教えてもらいましたね。〔…〕地域の子どもたちと出会う、ただそれだけのことで、人の気持ちってそんなに変わるんだなっていうのんを。で、「子どもたちが自分の子どもに声をかけてくれる。なんかそこってね、すごく居心地がよかったんです」言うてね。うん。

川辺さんの語りでは、子どもがボランティアの人たちに見守られているだけでなく、子どもを送り迎えに来たシングルマザーにとっても、子どもたちから見守られる場所となっており、子ども食堂が母親にとっての居場所となった様子がうかがえる。食堂の外でも「〇〇ちゃんのママ」と声をかけられることで、無職で孤立していた母親が、社会のなかに存在しているという感覚を得ている。

子ども食堂は、多くの場合子どもたちの居場所になることを願ってつくられた場所だろう。しかしにしなり☆こども食堂の場合は、地域の人全体をサポートする活動の一環となっている。生活困窮家庭への訪問支援、子どもや老人、外国籍の人たちへの識字教室といった、代表の川辺さんがこの地域で一〇年以上前から続けている活動の延長線上でスタートし、現在も運営されている。どんな状況に置かれていたとしても安心してお腹《なか》をいっぱいにでき、元気に遊んで楽しめる場所として生まれたにしなり☆こども食堂は、川辺さんそしてボランティアの皆の見守り、そして年齢のわけへだてがない子どもたち同士の声のかけあいによって、一人ひとりの子どものみならず、母親の存在をも支える場になっているのだ。

ピアグループと「困難の共有」

次に紹介するのは、アルコホーリクス・アノニマスのピアグループのように、似た苦労を経た当事者たちが共に語ることによって生じる居場所である。

第一章では、「相手の位置に立つ」ことの重要性を考える文脈でピアグループを取り上げた。ピアグループは、他の人の経験に耳を傾け、自分自身も語ることによって、経験に新たな光が当てられる場所である。仲間が見守るなかで、語りながらたどっていく自己の歴史の再認識というプロセスが、新たな自己感を生み出す。苦労を共有できる同志がいるという意味合いも大きい。自分が見守られているという感覚を得られると共に、メンバーの語りから自分自身の経験が照らし返されることによって、言語化が可能になる。

ただし、そうした教科書的な側面だけで自己感の醸成が可能になるわけではない。虐待をめぐるピアグループに参加したある女性は、次のように語った（『母親の孤独から回復する』、一一七−一一八頁）。

ゴンさん　友達にも言えない、親にも、きょうだいにも、でも、言えないことでも、言えたのかもしれないなっていうのはあるので。だから、すごく不思議といえば、その、終わったあとも友達になるわけでもなく、連絡先も全然知らないので。うーん。だけど、なんか心のなかには残ってる。なんかふと、あ、元気にしてんのかなってちょっと思ったり。

このように、グループで言葉を交わすうちに生み出された「居場所」は、グループ卒業後も潜在的にゴンさんのなかに残り、彼女を支えることになる。

ゴンさんの語りでは、他のメンバーのことを気遣う言葉がそのまま居場所の感覚になっている。他の人へと思いを馳《は》せる。そのことが、自分自身の存在を確かめる方法になっているのだ。自分の存在を肯定的に捉えられたとき、見守られてきたという感覚が他の人への気遣いのベクトルへと反転されるのだろう。気遣いが他の人へと向くとき、自分の存在はより深く支えられる。「私はここに居る」という感覚が、自分自身と向き合う内省によってではなく、他の人への気遣いによって裏づけられる。「誰かから見守られ、誰かを気遣うことで私は存在する」。このテーゼは、本章冒頭で引いたデカルトの「我思うゆえに我あり」のまさに対極をなすものである。

苦労を共有する人たちが集まるピアグループは、二一世紀に入ったころからさまざまな場所で広まってきた。ピアグループは、支援者vs.被支援者というヒエラルキーから離れて、同じ立場のフラットな関係のなかでケアが可能になる場所でもある。他の人の話を聴くことや他の人への気遣いがそのまま自分自身のケアになる。これは従来の医療福祉現場では見えにくかったケアの側面を示すものとして、もっと広く知られていい潮流だ（これについては第五章でさらに詳しく取り上げる）。

あいまいな居場所

ここまで、〈からだ〉の緊張をゼロにすること、仲間と共に居られる居場所、存在の感覚を失った人が自分の〈からだ〉を回復するプロセス、グループのなかで自分の歴史を確認するプロセスなどを見てきた。本章の最後に、これら存在のケアに共通する要素である、「あいまいな居場所」の大切さについて論じてみたい。

「あいまいな居場所」とは、「ただ単に居ることができる場所」という意味でもあるし、「退屈な場所」というニュアンスもある。あいまいな居場所では、周囲を気にすることなく、何をしてもよい。反対に何もしなくてもかまわないし、何かが起きるようなことも滅多にないけれど、なんとなく居心地がいい。この場所では、自分が環境のなかに溶け込み、その人にとっては環境が自分の一部であるかのように感じる。そんな場を人は必要としているのではないだろうか。

そのような居場所では、退屈することもまた大事な要素だ。臨床心理学者の東畑開人《とうはたかいと》も、居場所型精神科デイケアにおける「退屈さ」を重要視している一人である（東畑開人『居るのはつらいよ』、一三六頁）。

まず大前提として、デイケアとは退屈な場所だ。僕はこの本を書くための取材で、いろ

いろなデイケアを回ってみたけれども、はっきり言ってどこもかしこも、たいへん退屈だった。〔…〕

デイケアは退屈なのだ。本質的に、宿命的に退屈だ。逆にいえば、退屈はデイケアがデイケアであるために不可欠なことなのだと思う。退屈のないデイケアはデイケアではない。それは僕らの生活に、必ず退屈な時間があるのと同じだ。

居場所型の精神科デイケアは、料理教室や刺繡《ししゅう》といったプログラムが組まれることはあるものの、それも技能の訓練というよりは他の人と共に居ることを楽しめるようになるための装置である。デイケアに居ることそのものが目的であり、かつて学校や会社にうまく馴染めなかった人にも、誰かと共に「ここに居ていいんだ」という感覚を得られることが大事になる。「ここに居ていい」という実感を与えることは、「生の肯定としてのケア」のもうひとつの主軸といえるだろう。

先にも触れたウィニコットは、「形がないことformlessness」という言葉で、子どもの創造性の源泉となる状態を名づけた（『遊ぶことと現実』）。子どもは、特に目的もなくとりとめもない身振りや独り言を楽しむ。「形がない」弛緩《しかん》した状態から出発して、ごっこ遊びなどの自由に形を作り出す遊びを始めるという。創造性（＝形をつくる力）の出発点は、形のない状態であいまいな無為を味わうことなのだと、ウィニコットは述べる。これは退屈さをめぐる東畑の議論にも通じるところがある。退屈な場所で過ごすということは、「形がないこと」を楽しむということと同義だ。

形がないということは、すなわちカオスなのではないか、と思う人もいるかもしれない。しかし、「形がないこと」とカオスは異なる。カオスとは受け入れがたい混乱した現実のメタファーである（次章を参照）。それに対して「形がないこと」は、創造的な活動を生み出す母体であり、その意味でカオスとは対立する概念である。カオスが応答を要請する危機であるのに対し、「形がない」というのは安らげる状態だ。

「形がないこと」と関連して、ウィニコットは「誰かの前で独りになる力」という奇妙な概念を提案した。先述したように、ある年齢になると子どもは一人遊びを始める。しかし、それは信頼できる大人が目の前で見守っているときに限られる。見守る人が居なかったら、不安のほうが勝ってしまって遊べない。このとき、大人は必ずしも子どもに積極的に話しかけているわけではない。子どもは一人で自分の遊びに没頭する。それでも見守る大人の存在を感じることによって、一人遊びをする子どもは安心感を得る。そして、形がないことを楽しみ、遊びのなかでクリエイティブな秩序（形）を生み出しはじめる（そしてまた、不安になると大人を探す）。このように、何か特別なことをせずとも、「共に居る」ことが誰かの存在を支えているケースはとても多い。ウィニコットは、この「誰かの前で独りになる力」が、自己感の形成にとって非常に大事なステップになると論じた（*The Maturational Processes and the Facilitating Environment*）。

何もしない居場所とは、まさに「誰かの前で独りになる力」が高められるような場所である。誰かに守られているという安心感が、何もせずに居ることを潜在的に可能にする。このとき、人は自身の存在を実感できるのである。つまるところ、存在のケアとは何か活動せよと迫られる社会活動とコントラストをなす、何もしなくてよい居場所の提供なのだ。

続けて次章では、形がないことと対極をなすカオスとしての現実、すなわち受け入れがたい混乱と絶望のなかにいる当事者に対して、支援者ができることとは何かを考えたい。

第四章　死や逆境に向き合う
——「言葉にならないこと」を言葉にする

1　「不条理な現実」と苦痛

死に向き合うということ

意味づけできない現実というものがある。それは大切な人が亡くなる出来事であったり、虐待やいじめなどによって自らの存在が脅かされる体験であったりする。そうした現実を背負った人に、ケアラーはどう向きあうのか。本章では、死や逆境に向き合う当事者に対するケアについて考えてみたい。

まずは私自身の体験に触れたい。私が唯一その場に居合わせた看取りは、一八年間共に暮らした飼い犬ジャムの最期である。人間の最期と動物の最期を同列に語ることは、もしかしたら不謹慎と思われるかもしれない。しかし、私個人にとっては、長年共に暮らした家族との死別であることに相違はない。

うちの犬は長く心臓を患《わずら》っており、しばらく前からほぼ寝たきりになっていたが、死のちょうど一〇日前に血の混じった水を吐く肺水腫の発作を起こした。そのときはなんとか持ちこたえたが、そこから呼吸困難が続き、間欠的にだんだんと悪化していった。電話をするとかかりつけの獣医がすぐに往診にかけつけ、酸素ボンベを持ち込んでくださった（人の場合、ボンベは医師しか操作できないそうだ。家族は触れられない）。それを口に当てながら、そばで容態を見守った。呼吸困難であえぎ苦しみ続けるのを見ていることはとてもつらかったが、それしかできることはない。苦しいときに一緒にいないとかわいそうだと思い、息を吸うのも苦しい犬と共に寝ずに過ごし、一〇日目の明け方、最期の瞬間を看取った。ジャムは一八歳を超えていたので、犬としては長寿に恵まれたほうだろう。しかし、この経験は「高齢であればおだやかに息を引き取れる」というイメージが幻想であることを、思い知らされる経験であった。

実は、死の直前に、獣医に安楽死の可能性について尋ねたことがある。私は、以前から人の安楽死について反対の立場をとっている。生きる権利が十分に保障されているとはいいがたい今の社会で、死の権利を優先する理由はなく、むしろ弱い立場に置かれている人の「生きたい」と願う声を消してしまいかねないと考えているからだ。にもかかわらずそう尋ねたのは、呼吸困難で苦しむ姿はどう見ても耐えがたいものであったし、長くてもあと数日の命なのは明らかだったからである。しかし、そのとき獣医から、「ジャムちゃんはお父さんと一緒に居たいと思って、頑張って生きていると思います。見守ってあげてください」と言われた。その言葉によって、苦しくとも息絶えるまで付き添おうと思いなおした。看取るということは生を徹底的に肯定することなのだと、改めて教わった。

獣医には、酸素ボンベの手配、動物病院の診療時間が終わったあとの夜間の往診など、できる限りの苦痛緩和の手はずを整えていただいただけでなく、今現在の状況とこれからの見通しを丁寧に説明していただき、実際にほぼ説明のとおりの経過をたどった。厳しい状況を逐一告げられ、苦しむ時間もどんどん長くなっていったのだが、それでもしっかりと状態を言葉にしてもらうことで、ある種の安心も得ることができた。

たとえ寿命をまっとうしたといえる高齢であっても、本人は苦しむかもしれない。家族も死に向き合うことは苦しい。誰にとっても愛する者の死は受け入れがたく、ともすれば不条理な体験に感じられる。「なぜ死ななければならないのか」と自問しても、答えは出ない。一方で、私自身この経験から、支援職による苦痛緩和と状況の言語化というサポートが、付き添う家族にとって大きな力となることも実感できた。

不条理に向き合うケアは、あらゆる逆境に共通して求められるものかもしれない。死だけでなく、貧困や暴力、孤立、あるいは障害といった場面で際立つ。「なぜ私がこの病になったのか?」「なぜ私は障害を負っているのか?」「なぜ差別されているのか?」「なぜ虐待を受けなければならないのか?」といった、答えのない問いが立つ状況は、ケアの場面では避けることができないだろう(もちろん虐待やいじめ、貧困の場合、本人の責任ではないので環境を変化させて暴力を停止したり貧困から脱却させたりしないといけないが、この問題については別の機会に論じたい)。

医療的ケアの文脈における看取り、そして主に福祉的な文脈で課題となる逆境は、一見すると遠い事象であるように見える。しかし、看取りと逆境にいる人へのケアを一続きのものとして視野に入れてみると、結局は「生き延びる」ことにまつわる苦痛という、連続した問いが浮かび上がってくる。まさにこの点で、生の肯定としてのケアが果たせる役割があるように思われる。

本人の視点から見たときには、変えることができない困難の経験は、二つの段階を経ていくように思われる。ひとつは、不条理に押しつぶされることなく、直面することができるようになる段階、もうひとつは、語りえなかったことを語ることができるようになり、生を自ら形作ることができる段階である。もちろん極めて困難なことであり、うまくいくこともあれば、いかないこともある。

言葉にならない現実

近づく死は、家族にとっても受け入れがたい現実となる。次に引用するのは、小児がん病棟に長く勤める看護師が、子どもの死と向き合う母親について語った場面である（『摘便とお花見』、二五六頁）。

Gさん　たとえば「〔うちの子〕このまま死んじゃうのかな」って言われたりとか、「もっと治療はないの？」とか、「なんでこの子死ななきゃいけないんだろう？」とか、私もわかんない質問があるんですよね。
　で、そういったのも答えられなくて……。そういう話をしてもらえる存在なのかって、自分で。ま、自信がないっていうのもあるんですけど。そういう話をしてますね。何かこう、「これがフラット〔心停止〕になっちゃうこととかあるの？」とか、モニターとか〔を見ながら話して」。何か、「どうやって最期〔に〕なるのかな」とか、時々、何か「先生来なくなっちゃったけどむかつく」とか、そういう話とかもだし。「今苦しいのかな」とか、「やっぱり死ぬのイヤだな」とか。そういう話を、うん。

「なんでこの子死ななきゃいけないんだろう?」という問いかけは、我が子の死という受け入れがたい状況を前にして、避けることができない問いであろう。だが、その問いに対して答えを用意できる人はどこにもいない。医療者やケアラーがどのような答えを取り繕っても、本人が納得することは決してない。

「なんでこの子死ななきゃいけないんだろう?」という答えがない問いかけは、不条理の空虚に向けて投げかけられている。答えはないが、その問いを通じてしか、我が子が死に向かいつつあるという現実にたどりつけない。だからこそ聴き手が必要である。言葉によって消化することができないという事実そのものが言語化され、現実へと向かう通路になる。答えがない問いは、誰か(ケアラー)がその問いを受け取って聴き取るとき、母が現実へと直面するための支えとなる。

子どもの死について考えることは耐えがたい。けれども、「なんで?」という問いに向かうことができるという事実は、母親が状況に対して向き合っていることの証左でもある。思考できているということは、不条理な現実から必要最低限の距離を保てているということでもあるのだ。まったく距離が取れないときには、人はパニックに陥ったり、死を否認したり、苦痛に飲み込まれて現実を見失ったりする。また、「なんで？」という問いは、その問いを聞き届ける人の存在を前提とする。つまり、そもそもGさんが病室に立ち会っていることで初めて「なんで？」という問いが具体化してくる。子どもを死から救うことはできないとしても、その重い問いかけに覚悟を持って耳を傾けることがケアとなる。

患者とケアラーの埋めがたい距離

とはいえ、このような問いを引き受けることはケアラーにとっても困難なことである。答えのない問いは患者とケアラーを切断するリスクをはらむ。Gさんの言葉を続けて引く（同、二八四頁）。

Gさん　たとえば亡くなる子の部屋って行きにくくなったりすることもあるんですよね。受け持ちじゃなかったりすると、入りにくくなったりするんですけど。でもそれってたぶん、みんなにとってよくなくって。でも入るのにやっぱり勇気がいるんですよね。

苦痛の只中にいる人と「共に居る」ことは難しい。死期が近い患者の病室に「行きにくく」なる。ケアがコミュニケーションから始まるものであることは折々に触れたが、ここではそれとは反対の、声をかけることを阻む斥力《せきりょく》が働く。

コミュニケーションが断たれうる場において、ケアラーが無力感を抱いたとしても不思議ではない。実際に、白血病の入院患者を担当し、患者が自死する経験をした看護師は次のように語る（西村ユミ『看護実践の語り』、九七頁）。

Cさん　だけど、本人ももう、〔骨髄〕移植の後から大変な思いをして、治るために頑張ってきたのにそんな状況〔患者は視力の低下、呼吸困難、皮膚のひどい乾燥、手の震えで苦しんでいた〕になっちゃって、もうなんか我慢っていうか、頑張れる限界がたぶん来ちゃったと思うんですね。〔…〕いろいろ親とかにもあたっちゃうし、看護師にももう、全然楽にならないということで、毎日毎日あたられちゃうもんですから、みんなその部屋に行くのがほんとに（ふっと笑って）辛《つら》くなってしまって。

患者が背負う耐えがたい苦痛とその訴えゆえに、看護師も声をかけにくくなる。そしてこのあと、「きょうは苦しくない」と語っていた晩にこの患者は自死する。今度は看護師たちが穴の空いた現実に取り残される。苦痛を訴える患者をサポートし続けたが、自死という仕方で患者は関係を断ち切る。

暴力と孤立

不条理と切断が問題になるのは、終末期の医療だけではない。暴力や虐待、貧困といった逆境においても、ケアの実践における困難が立ちはだかる。背景には日本の福祉における「申請主義」や、場合によっては「水際作戦」と呼ばれる行政窓口での不当な申請拒否の現実もある。あるいはDVを窓口に訴えたのに、夫に居場所を知らせてしまうようなことも起きる。SOSを出す当事者と、苦境についての配慮に欠ける行政との「ずれ」が適切なケアを難しくする。制度的な支援から切断された場所で、逆境はますます進展する。

次の引用は、沖縄の性風俗で働く女性が、パートナーから暴力を受けるシーンだ（上間陽子《うえまようこ》『裸足で逃げる』、八二－八三頁）。

暴行がようやくやんで夫が家を出て行ったあと、翼は自分の傷を確認する。翼の傷は、鼻が折れて、目が開かなくなり、口内が切れてしまう大怪我《おおけが》だった。翼は、美羽に電話をかけた。

美羽に「ごめん、(悠を)保育園送ってほしい」って(電話をかけたら)、「なんでか?」って。……美羽は気づいてるから。「おまえ、くるされた(＝ひどくなぐられること)のか?」って。「手、出されたのか?」って聞くから。一応、「まず、顔見に来てほしい」って。……まず、顔、見に来て、見たときに、「はっ?」みたいな。「ひどくないか、ちょっとやり過ぎじゃないか?」って。

理不尽な男尊女卑と暴力(文字どおりの肉体的暴力に加えて、同書では沖縄の歴史と政治に由来する構造的問題が描かれている)が蔓延《まんえん》する社会のなかで、少女たちは(制度上の援助職ではなく)かろうじて仲間に助けを求めながら生き延びている。逃げ場のない彼女たちが出すSOSのサインは、公の支援の場には届きにくい。

もうひとつ取り上げるのは、義父からの暴力と飢餓で少女が死んだ目黒《めぐろ》区の虐待死事件で、虐待に加担したと罪に問われた母親の獄中記である。母親は子どもを守れなかったことを悔い続けるのだが、亡くなる直前の姿を回想するときに決まって脳裏に浮かぶ情景があったという。それは車で夫から逃げようとする白日夢だ(船戸優里《ふなとゆり》『結愛《ゆあ》へ』、九〇頁)。

私は結愛を助けるためにまず自分が車から脱出しなければならない。当たり前の考えだが、それができなくなっていた。いやできなくなっていたことにすら気づけない。

どうしよう、どうしよう、結愛のところに行って手を引いてあげなければならない。でも私も苦しくなって、どうすることもできない。結愛は手足を動かす力も目を開ける力も残りの酸素も、すでに空っぽの状態だ。私は脱出したいという気持ちがなくなっていく。

この白日夢は心的外傷のフラッシュバックや悪夢と同じ性質を持つ。虐待やDVなどを受けて意識と身体が凍りついたとき、人はSOSを出すことができなくなってしまう。「助けを求められない」ということは、逆境に苦しむ当事者の大きな特徴である。場合によっては、自分が逆境にいることにも気づけない。この母親の場合も訪問してきた児童相談所の職員を拒絶することになる。

このように、制度的な支援が届きにくい限界点というものが存在する。それは大きく二つに分けられる。ひとつは受けている苦痛の過剰ゆえにSOSが出せなくなる場面、もうひとつは、極度の苦痛があるのにもかかわらず、支援する側が発見・アクセスできないという場面である。特に後者については、社会の側の不備が苦境に陥っている人の責任に帰される場合が多く、適切な支援の仕組みが現状では不足している（この論点は極めて重要だが、本書の射程を超えるので別の機会に論じたい)。
ともあれ、両者に共通するのは、対人援助職がアクセスできない当事者の苦痛があるということだ。和らげることができない苦痛に対人援助職がたじろぐことと、システムの欠陥ゆえに困っている人にアクセスできないことは、対人援助職が常に直面しうる切断のリスクであろう。

関係をつなぎなおす

対人援助職がアクセスできない苦痛にどう対応したらいいのか。一律に適用できる正答はない。ただ、先に引いた言葉に続けて、Gさんが語ったことは、何らかのヒントになるかもしれない(『摘便とお花見』、二八四頁)。

Gさん　でもそういうのを、うーんと、自分の感情っていうものより、必要なことを考えられるようになったっていうか。『家族にとっては今、もしかしたら私が話しかけに行くことも必要だ』とか。『誰か医療者がなんとなく毎日来てくれることが必要だ』とかっていうことを考えられるようになったのかもしれないんですけど。

できることに限界があるにもかかわらず、いやむしろそれゆえにこそ、そばに居ることが「必要」なのだとGさんは考える。受け入れられない現実や己の限界に対して、家族は「答えのない問いを立てること」で直面し、看護師は「居続ける」ことで直面する。一般化すれば、「できないということに耐えること」こそがここでのケアであるという、不可能性の反転として現実への応答がなされている。

2　孤立した人とつながる

患者と家族に声をかける

前章で議論したように、コミュニケーションを取ろうとすること自体が本質的にケアの営為であり、患者の存在を支える力になりうる。出発点となるのが、繰り返し述べているように「声をかけること」だ。病や死、逆境のなかで人は孤立する。孤立とは、外からの声が届いていないことと対《つい》になる現象である。いわば前章で触れたホールディングを失っている状況だ。世界から切り離され、周りの人からも切り離されたとき、人は自らの置かれた状況に耐える術《すべ》を失う。そのとき自分の存在を確保することもできなくなる。しかし、たとえば死という状況そのものを劇的に変化させることはできなくとも、声をかけることによって〈出会いの場〉を開き、孤立に代わる新たな意味を生むことはできる。

次の場面は、救命救急病院に搬送された患者をめぐる看護師の比田井さんの語りだ（『現象学でよみとく専門看護師のコンピテンシー』、四二頁）。

比田井さん　くも膜下出血で、「今は手術ができないから、ちょっと待機」って言って、一般病棟のほうに入った患者さんがいたんです。その方は、地方からこちらに出稼ぎに来られていて、ご家族は地方にいらっしゃって。〔…〕その方の奥さんが、たまたま私が夜ラウンドというか、来て帰ろうと思ったときに、廊下でぽつんと座ってらっしゃった。で、すごく寂しそうだったんで、声かけたんですよ。

それから少し関わるようになって、自分と旦那さんとの関係とか、どれだけ旦那さんを大事に思ってるかとか、旦那さんがどういう人だったかとか、そんな話をいっぱい聞いて、時々、患者さんのもとを一緒に訪れて、奥さんと話をしたりとか、そんなふうな関わりをして。

遠い地で突然夫が倒れた。妻は夫から切り離されただけでなく、慣れ親しんだ地からも遠ざかり、孤立して病院の「廊下でぽつんと座って」いた。
途方に暮れて暗い廊下のベンチに座る女性は、比田井さんからの声かけによって、孤立から脱け出し、そして夫とのコミュニケーションを再開させることができるようになる。不安のなかで硬直した世界が言葉の世界に変化し、新しい意味づけが生み出される。すなわち、外部からの声かけによって世界が開かれ、少しずつ現実と向き合う環境が整っていく。このあと、比田井さんとの会話のなかで、妻は夫とのつながりを回復し、夫の死と向き合う（同、四三頁）。

比田井さん　奥さんがその前に、「やっぱり旦那さんがいないと、生きていけない」っておっしゃっていて、そんなふうな状況が、ちょっと心の準備も必要だし。で、奥さんとそこのお部屋で、旦那さんも囲んで話をしてるなかで、奥さんと話しながら、「旦那さん、今、なんて言うと思います？」とか、そんなふうな言葉がけをして、「しっかりするようにってたぶん、言うと思います」とか、そんな話をしてるなかで、奥さんが、〔旦那さんが〕いなくなったあとのような言葉を発したんですよ。
だから、ちょっと準備ができてきてるなと思ったので、「こうやって背中に手入れて、ぎゅって抱き締めたりできるんですよ」って言って。そんなふうなのしてもらって、ふって患者さん見たときに笑ってたんですよ。

悲嘆に暮れる妻は、意識のない夫とのコンタクトの可能性を断たれて途方に暮れていた。だが、ケアラーの声かけをきっかけとして新たな動きが生まれる。廊下からベッドサイドへ、最後は抱き締めるまでに二人は距離を縮めていく。そして、過去の楽しかった思い出によるつながり、想像のなかで夫と会話をすることによるつながり、〈からだ〉のつながりという、三つのつながりを回復することで、妻は夫の死へと向き合えるようになる。比田井さんのケアは、突然の病によって断ち切られてしまった夫婦の〈出会いの場〉を探す試みだった。妻が夫の死へと直面する過程が、つながりの回復という形をとったのだ。

声かけは、それによって今まで存在しなかった〈出会いの場〉を開く。それを開くことは、当事者を取り巻く世界が一新されることに等しい。〈出会いの場〉によって開かれた新しい世界では、思い悩み孤立していた世界は消え、旧世界で断ち切られた対人関係が結びなおされる。そして、語りえなかった現実に言葉が与えられる。先のケースでは、意識のない夫が「笑った」ことが、妻と夫の〈出会いの場〉が開かれたことの「証拠」となっている。この非現実的な「笑い」については、いろいろな意味づけが可能だろう。確かなのは、それを媒介したのはケアラーの比田井さんであるということだ。変化の触媒となり〈出会いの場〉を開くこと、そして、それによってほどけた関係を結びなおすこと、それが、ここでのケアの役割である。

逆境にある人に声をかける

孤立は逆境の只中にある人がしばしば追い込まれるものだ。虐待などの場合は、家族に頼ることができない。ＳＯＳを出すことができないということが、逆境の定義だとすらいえるかもしれない。

ＳＯＳを出せずに追い込まれている人には、こちらから「心配しています」と声をかけるしかない。もちろん現実には、支援者の目には見えなくなっている人、声をかけても応じる余力がない人など、反証事例はいくらでもあるだろう。しかし、このことによって声かけの意義が否定されることはない。なぜなら、声かけが届かない人がいるという事実は、それだけ深い孤立が社会に蔓延していることの裏返しであるからだ。私が大阪西成区での調査から学んだことは、声かけが届かないような〝すき間〟にいる人を見つけるためには、「町を歩くこと」と「気になった人に声をかけること」の二つの運動が欠かせないということだ（『子どもたちがつくる町』、八四、一〇八頁）。孤立した世界に風穴を開け、世界そのものを別のものへと変容させること、〈出会いの場〉を創出することが最初のステップとなる。

前にも触れたが、大阪市西成区に「こどもの里」という施設がある。年齢を問わず、さまざまな子どもが集う遊び場だ。こどもの里は、虐待を受けた子どもの緊急一時保護を受けつけ、さらに児童養護施設（ファミリーホーム）としての居室も持つ。つまり遊び場から、暴力から避難する安全地帯にいたるまで、あらゆる意味での子どもの居場所なのだ。こどもの里では、一九八六年から毎年、真冬の土曜日の深夜から朝にかけて「こども夜まわり」という活動を続けている。子どもたちとボランティアやスタッフが大阪の街を共に歩き回り、路上で寝ているホームレスの人たちに声をかけ、おにぎりや味噌汁《みそしる》を手渡すのである。

こどもの里の代表の荘保共子さんによると、子ども夜まわりを始めたきっかけのひとつは、一九八二年から八三年にかけて横浜で起きた中学生によるホームレス襲撃事件だった。この事件では、加害者の中学生自身が困難な生育歴と生活環境のなかに置かれていたことが後に判明している。この事件の背景には、逆境という問題に加えて、序列社会のあり方や優生思想といった多様な論点があるが、路上生活する人たち、逆境のなかで放置され居場所を持たない若者たち、そして家庭で困難を抱える子どもの三者に共通する、孤立による困難があることは間違いない。子ども夜まわりという活動は、孤立した路上生活の人たちに声をかけ、地域につなげようというネットワークづくりであり、同時に、困難を抱えた子どもたちのなかに他の人とつながる力をつくろうという試みでもある。

第二章でも紹介した大阪市子ども家庭支援員のスッチさんは、こどもの里のスタッフも経験し、同じ西成区北部で活動している。サポートを必要とする家庭の訪問について次のように語った（『子どもたちがつくる町』、一八二頁）。

スッチさん　最初は、保育所に行けてなかったりとか〔で困ってるから〕、「送迎で行くよ」って。

で、送迎〔に〕すごく困っていることが見えてるから、それに対してだけ、「サポートするよ」っていうような形で行くんだけど、でも実際は〔玄関を〕開けてもらわなあかんし。ていうと、〔保育園に行く〕準備はできてないし、まず〔お母さんを〕起こすところからとかっていうことになったりとかするから。実際的には、それで〔家に〕入って、今するべき、保育所の準備を一緒にしたりとか、お母さんの話聴いたりとか、ていうことが、生まれてくる。それだし、すごい、本当に、ごみ屋敷状態のところなんかは、一緒に、ちょっと片付けとか、そういうのを経て、「一緒に片付けようか」っていうようなことになったり、そうやって。「これいつのん？」っていうようなパンを、布団のなかから出してきて食べるとか、『おお』と思いながら。

ここでは、逆境にある母親に声をかけていくことが主題となっている。児童虐待、特にネグレクトが疑われるケースでは、親が貧困や精神疾患といった困難を抱えている場合が少なくない。「ネグレクトした親」というラベルを貼られることは、困難を抱えている親を追い込み、支援者との関係を悪化させるだけだ。そのため、スッチさんをはじめ西成の人々は、ネグレクトとは断定せずに、子どもがヤングケアラーであるという点に注目する。「子どもが〔お母さんを心配して〕保育園に行けていない」というニーズをつかまえて、「送迎で行くよ」と声をかける。ラベルで判断するのではなく、あくまで親子のニーズに沿う。そうしたコミュニケーションの入り口を探して声をかけ、親子とつながろうとする。送迎を助けるなかで、保育所に行く準備を「一緒にする」ことや、「お母さんの話聴いたり」という関わりが「生まれてくる」。声かけから生まれたつながりのなかで、母親にとっての新しい世界が開かれる。

ここでのキーワードは「一緒に」だ。声かけで生まれた新しい世界で、母親はスッチさんと「一緒に」生活をつくっていく。

看取りの場面では、声かけが患者と家族のあいだに言葉・からだ・人間関係に及ぶつながりを生み出し、死がもたらす切断を乗り越えて、関係が結びなおされる状況を見てきた。逆境の場面での声かけは、対人関係を生み出し、一緒に生活を組み立てなおす対人関係の構築につながっていった。どちらの場面でも、ケアラーは孤立した世界からつながりのある新しい世界を開く〈変化の触媒〉となっている。

虐待死に至るような深刻な事件は、孤立や閉鎖空間にともなって生じる。子どもを放置して外出するという形を取るにせよ、依存症という形を取るにせよ、解離症状で子どもの状態が見えなくなるにせよ、その背景には往々にして孤立や深刻な暴力被害がある。孤立が深刻化する前に、困難を抱えはじめた段階で外部からサポートが入り、つながることができていたとしたら、失わずに済んだ命がある。虐待死を報じるニュースに接して、子どもをないがしろにして許せないという批判が決まってなされるが、孤立していた親へのサポートができなかったことこそが子どもの死のきっかけだろう。

児童虐待への対応としてもっとも大事なことは、事件が起きたあとの児童相談所による介入ではない。虐待が深刻化する前に、あるいは始まる前に、家族の生活や子育てにサポートがなされることだ。これは介護の疲労による家族の虐待や殺害のような場面でも、同じことがいえる。こうした悲劇を防ぐための最初の一歩として、声を出せない人が見えてくるまで町のことをよく知り、たとえドアが開かなくても、反応があるまで声をかけ続けることが大事になるだろう。

3　SOSのケイパビリティ

トラウマ・インフォームド・ケア

声かけは何らかのサインをキャッチすることによってはじめて可能となる。しかし、SOSの声を発することができない人もいる。

前節の冒頭で取り上げた事例では、暗い廊下のベンチにひとり佇《たたず》む女性の姿それ自体がSOSのサインとなっていた。言い換えれば、比田井さんの声かけは、〈からだ〉が表現した孤立と悲嘆を、比田井さんがSOSとして受け取ったことで成立した。潜在的なSOSが現実の声かけを惹起《じゃっき》する。このことは、私たちの日常生活でも経験することだろう。

直接声を出すことができない人も、何らかのサインを出している。急に乱暴になったり、イライラしていたり、万引きをしたり、あるいは自傷行為をしたり、依存症になったり、うつになったり……。サインはさまざまな形を取る。心理学の世界で、行動化や身体化といった名前で呼ばれてきたものだ。これをケアラーは暗黙のうちに助けを求めるサインとして捉える。

心理臨床家の野坂祐子《のさかさちこ》による同名の書籍に詳しいが、「トラウマ・インフォームド・ケア」という対人援助アプローチがある。「トラウマをよく理解した上でのケア」という意味である。その出発点となる実践は、問題行動を「トラウマのめがね」で見るということだ。「トラウマのめがね」とは、いわゆる「問題行動」を否定的に処理せず、何らかのきっかけ（リマインダー）によるトラウマ反応と捉え、ケアの端緒と考える。「トラウマのめがね」は、本書で言及している〈出会いの場〉という概念に呼応するものである。どちらも苦境にある人が発するメッセージをサインとして受け止めることから始まる。サインを出す力とサインを受け止める力、この二つが合わさることによって、暴力や孤立で閉ざされていた地平が開かれる。

SOSの顕在化

ところで、比田井さんの例に見られるように、SOSはトラウマに由来するとは限らない。かすかなSOSはさまざまな場面で見られる。また、一概に苦悩を「トラウマ」と呼ぶことが、ラベリングになってしまう場合もあるだろう。そこで私は、こうした潜在的なSOSのサインと、そのサインを受け止める力双方の組み合わせによって成立するケアを〈SOSのケイパビリティ〉と名づけたい。

問題行動や症状は、そのままではSOSとして機能しない。あくまで潜在的なそれらの兆候は、SOSとして真剣に受け止める人が居るとき、初めて現実の救難信号になる。こうした〈SOSのケイパビリティ〉の重要性に私が気づくきっかけとなったのは、大阪で逆境にある妊産婦の家庭訪問事業を続けている助産師のひろえさんの語りである。以下は、産婦人科に一〇代の不良っぽい妊婦が訪れる場面だ（『子どもたちがつくる町』、二〇六－二〇七頁）。

ひろえさん　「おかっぱ、呼べ！」とか言って、外来で呼ばれて。産婦人科の外来で。〔…〕〔私の〕名前は覚えてないんやろうね。だから「おかっぱ呼べ！」とか言われて、『おかっぱっていったら私のことやな』と思って、『何怒られるかな』と思ったら、一七の、もうすごいヤンキーの子がおってね。フフ、で、私を呼ぶわけ。〔…〕でもその子にしたら、『初めて人を呼んだな』っていうような。それまでは一七歳か一六ぐらいで妊娠して来ても、うわーって、もう横向いて、一言もしゃべらんのが、なんか「困ったから来た」っていう感じでね。で、まあそういうつながりが、なんかできていくわけですよ。

スウェットにサンダルを履き、茶髪で青白い顔をした少女が産婦人科の外来で「おかっぱ呼べ！」とスタッフを怒鳴りつける。詰め所で仕事をしていた助産師のひろえさんは、「何怒られるかな」と思いながら出ていく。少女は病院に理不尽な因縁をつけているように思えたが、ひろえさんは少女のふるまいから、「困ったから来た」というSOSのサインを感じ取る。そして、人を信頼することができない環境を強いられてきた少女が、初めて人格的な関係を求めてきたのだと感じ取る。少女が怒鳴り散らしている理由はわからないが、おそらく産婦人科とは無関係の生活上の不安によるものだったのだろう。自分がSOSを出しているということも気づいていない。しかし、ひろえさんの受容的な応答によって、彼女の怒号は〈SOSのケイパビリティ〉に変わる。ここでは、自らケアを呼び寄せた少女の力、少女の見えづらいサインを感じ取るケアラーの力、その双方の働きかけが重要となる。

死を前にした人が放つサイン

〈SOSのケイパビリティ〉が発揮される場は、逆境やトラウマのケアに限ったものではない。終末期にある人が、自分の衰弱について語り出すというような仕方で、サインを出すこともある。次の場面は、がんの終末期をケアする看護師の語りである（『摘便とお花見』、二二四頁）。

Cさん　お部屋から出て、自動販売機にこういうペットボトルのお茶を買いに行くのが日課だった患者さんがおられるんですけども、その方が、「今日はペットボトルがすごく重く感じた」って言われるんですね。で、重く感じたっていうのが初めてのその人〔にとって〕の衰弱の体験。で、とうとう、「これを落っことしてしまうくらいになった」っていう、毎日毎日その報告なんですよ。で、行って普通に買ってくるものが、〔手に持ったペットボトルをインタビュアーに見せながら〕この重みが出てきて、足の重みもあるんだけど、この重みがまず勝ってる。で、だんだん自分で買いに行くことができなくなるっていうような、その、毎日毎日それをお話ししてくださるんですね。〔…〕そういうお話をし始めた方っていうのは、必ず〔死について〕お話ししたい方なんですよ。はい。じっくりじっくり聴いていくと。あの、ほんとに毎日少しずつできなくなるっていうご経験をしていくなかで、どんどんどん死っていうのが近づいてくる、自分に。……だからその怖さがあるんですね。自分のことができなくなるっていう怖さもあるんですけど、それと同時に死もどんどん近づいてくるっていう怖さがあって、自分自身ができることはだんだん奪われていく。奪われていくっていうお話をしながら、死についてのお話をされる方が多い、ですね。

死が近づいてくることを自覚したとき、去来する思いがどのようなものなのかは人によって異なるだろう。すでに見たように、死を前にしている人は孤立しやすい。「近づいてくる死について誰かと語りたい」という当事者の願いは、しかし身近な死を語ることがタブーとなっている日本の文化では発しにくい。衰えについて語るという間接的な仕方で発せられたサインは、それを受け取る準備があるケアラーによってのみ、SOSとして受け止められる。〈SOSのケイパビリティ〉、すなわち、かすかなサインを出す力とサインをSOSとして受け止める力の相互作用が働く。避けようもなく本人にのしかかる死という現実が、ケアラーとの共同作業によって、初めてシェアされうるものとなる。ここまでが不条理に向き合うケアの第一段階である。続けて目指されるのは、「語りえぬことを語れるようになる」というステップである。

4　言葉にできるようになること

予後告知の意味

通常、人は「理解しがたいもの／言葉にならないもの」を言葉に変換しようとする。こうした営みこそ〈知〉と呼ぶこともできる。私たちの人生の重要な瞬間は、理解が難しいことをなんとかして理解しようとする営みから成り立っている。他方で、不条理を理解することは不可能である。不条理は得体の知れない状況としてのしかかる。必然的に、不条理な現実の出現には、言葉にならないものを言葉にするという仕方での応答がなされることになる。

不条理であることを自覚することは、「得体の知れない不条理」に対するぎりぎりの応答手段である。状況そのものを変化させることはできないとしても、自覚すること、ストーリー（物語）を紡ぎ出すことが、過酷な状況のなかでの行動となる。ストーリーとは、因果関係では説明できない偶然と不条理に対して、意味を与えようとする営みだ。

この場合、ケア従事者の役割は、不条理を語るストーリーが手に入るための触媒となること、および受け皿となることであろう。医療情報の提供や予後の説明は、そのための補助となりうる。

第二章では、人生会議（ACP）と意思決定支援に触れたが、意思決定の手前の段階で、あいまいだった状況に言葉を与えて理解することが安心感をもたらす。もちろん告知の内容によってショックを受けることがあるとしても、医学的見地が、「得体の知れない不条理」に対してある程度筋道のとおった理解を与え、次の行動を思考可能にする。当事者が不穏な状況を感じ取っているときに必要なことは、隠すことやごまかすことではなく、正確な状況の理解である。

次の語りは、四〇代のがん患者の終末期についての語りである。母親が強硬に病名と予後の告知に反対したために、そのまま亡くなった場面だ（『在宅無限大』、八七 - 八八頁）。

Dさん　その人は「自分がオーナーやから、若い子をたくさん抱えてるから、自分が死ぬんやったら、お店の若い子たちの次の働き先とか、お店をどう処分していくかっていうことを、私は考える責任がある」って私に言わはったんです。それはもちろんそうですよね。でも、その人のお母さんは、六〇代なんですけど、「娘に、「あなたは死ぬよ」っていうことを絶対言わないでほしい。娘に聞かれても、「知りません」って答えてほしい」っていうふうに言われてたので。ほんまにその方が一二月に亡くなったときに……。結局お店の若い子たちのこれからも気にしつつ、自分が頑張って頑張ってやっと新しいお店ができた、そのお店がどうなっていくかっていうことも分からないまま……亡くなっていかはったんですね。

その亡くなるまでの過程でも、「私にそんな責任があることをみんな知ってるのに、私があとどんだけしか生きられないっていうことを誰も教えてくれない」〔と言われた〕。まあそれは、お母さんがストップかけてるっていうことは本人は知らなかったので、大学〔病院〕の先生も、Y先生も、私も、「分からないです」としか言えなかったんですけど。

でも、その人の立場に立ったらそうですよね。自分でやっとつくったお店を、自分が死ぬんやったら、「もうつぶす」とか、「いや、この子に継いでほしいとか」っていう思いがいっぱいあるっていうのは、いっぱい聞いてたのに……。結局その人自身、お店の整理も何にもできないまま、おうちで亡くなっていかはったんですけど。

で、あとのことはもう、その人のお母さんが〔…〕「なんとかするから、もう娘には言わないで」って言わはって、結局もう、無念のまま亡くなっていかはったんですけどね。

自らの病について教えられないことによって、自分にとってもっとも大事だった事業を整理することもできず、自分の人生の主導権を取れないまま、疑心暗鬼の状態で亡くなることになる。しかもこのケースでは、当人が知りたいと願っているのに、である。「あとどんだけしか生きられないっていうことを誰も教えてくれない」と、薄々死を感じ取っているが、告知と情報の共有がないために結局事業を整理することができなかった。すなわち、願いを貫くことができずに亡くなることになってしまった。

もちろん医療情報が、求められている〈知〉のすべてであるとは限らない。対人関係や社会的状況、本人が抱える歴史といった人生の背景全体にとって、今告げられた状況がどう関わってくるのか。自身が死に向かっているのなら、今までの自分の人生や、家族や友人との歴史はどのように意味づけして語りにできるのか、そうした人生全体に関わる根本的な〈知〉を当事者は問うている。

聴くことの意味

ここでもケアラーに求められているのは「答え」ではないのだろう。先の問いに、答えを見つけられるのは患者・当事者自身だ。ケアラーにできることは、当事者や家族が自ら自分の置かれた現実についての〈知〉を手に入れていく環境を整え、丁寧に耳を傾けて語りを促していくことだろう。このようなサポートは、一般に傾聴と呼ばれる技法である（入江《いりえ》杏《あん》

『悲しみを生きる力に』、二一九頁）。

〔苦しんでいる人、悲しんでいる人に対して〕「心にかけていること」を表すためにできることは何でしょうか。それは「聴く」ことです。相手の人の悲しみや苦しみを聴くと、その時はやはり、悲しい気持ちになったり、辛い気持ちになったりします。けっして楽なことではないかもしれません。ただ話し手の悲しみの水脈からあふれるものが、あなたの中に流れてくる時、あなたの心も悲しみの共感で満たされるのです。話した人の心は、聴いてくれたあなたのやさしさで潤うでしょう。

言葉を超えた傷や逆境を語ろうとするときには、必然的に話は途切れがちになり、沈黙が続き、話題が飛ぶ。そのような場合でも、こちらから口を挟まずに黙ってじっくり聴き、じっくり聴き通したあとで感じたこと、分からなかったことを返す。このようなプロセスだ。

私自身も長年教職に携わるなかで、学生たちからさまざまな苦境を打ち明けられた。その際、「あなたは〇〇だと感じるのですね」というような機械的な応答ではなく、私が素直に感じたことを伝えた結果として、彼らの困難が言葉の形をとっていくのを目撃してきた。

聴くことは時間がかかる。語り手のなかに言葉が生まれ、語りはじめるまで待ち続ける必要がある。しかし、時間をかけるだけの価値はある。声かけと傾聴が連動したとき、語りにくい現実が語りうるものになる。

ただし、外傷的な経験の場合は、深く聴きすぎることで傷を深くする場合もある。たとえば児童虐待のケースで、児童相談所、場合によっては司法面接、と何度も同じ被害場面を詳細に語ることを強いられることは二次被害になりうるだろう。私の周囲でも、語らずに蓋をして生き延びるという選択を取っている人がいる。「本人が語ることを望んでいるのかどうか」が最大の基準になるだろうし、語ったほうがよいのか、語らないほうがよいのかの見極めは、支援者の重要なミッションである。

死についての語り

ストーリーや〈知〉と並んで重要なことは、言葉を受け止めてくれる存在である。第二章でも挙げた宮野真生子の言葉をふたたび引用する。亡くなる一ヶ月前の書簡である（『急に具合が悪くなる』、一七六頁）。

〔…〕痛むことで私は自分の身体を思い出し、自分を強く感じます。
もちろん、そこで感じられる自分とは、偶然の病がもたらした死の恐怖の淵《ふち》に立っている存在です。病など罹《かか》ることなくありえた「にもかかわらずこのようにある」自分の存在が、痛みと死の恐怖のなかに立ちあがってきます。間違いなく怖いです。「ないこともありえた」などではない、無へと引きずり込まれそうになります。その恐怖をはらうように、私は考え、言葉にするのです。そうやってなんとか生の側に踏みとどまります。痛みと死において自分を取り返し、その自分に立ち止まるために語りを紡ぎ出す。これを哲学する者の業《ごう》と言わずして何と言うのでしょうか。

いまもまた、私は語ります。そこにうごめく生への執着、それこそが、生きようとする力の始まり、偶然性を生きるということなのだと、この病のなかで私は知りました。

「病など罹ることなくありえた」という表現と、「「ないこともありえた」などではない、無」という表現は、一見、記述の上で矛盾するかのように思える。しかしよく読めば、「突然降ってきた病」という偶然と「これから到来する死」の必然という、峻厳《しゅんげん》な対比が述べられていることに気づくだろう。偶然と必然が重ね合わされる事態のなかに、死が近づいてくる現実の重さが表現されている。

後半で、宮野は「恐怖をはらうように、私は考え、言葉にするのです」「私は語ります」という宣言を「そこにうごめく生への執着」に重ねて語っている。すなわち、死について語ることは「生きようとする力」に根ざす生の肯定であるということが、ここでは強調されている。磯野という聞き手を得た宮野は、対話を通じて現実に応答する手段を手にする。痛みや呼吸困難のなかで言葉を紡ぎ、近づいてきた死と自身の存在を考え抜いた結果、思考と言語化の過程が人生を肯定する言葉に集約される。

「痛むことで私は自分の身体を思い出し、自分を強く感じます」というとき、存在に対する逆説が込められている。これは前章で検討したような、快適さの確保による存在の肯定とは正反対の、痛みによる存在の確認といえるものである。「死の恐怖の淵」に立ったときに際立つ「存在」が、ぎりぎり宮野の生を肯定しているかのようである。そして、「痛みと死において自分を取り返し」と宮野が書くとき、念頭にあるのは、それを受け取る読み手／友人としての磯野であろう。もしも痛みが生の肯定になりうるとしたら、それはその言葉を受け取る磯野がいるからである。「考え、言葉にする」ことによる状況についての〈知〉の獲得、そしてそれが友人に確実に伝わっているというつながりの実感が、現実に向き合うことそのものとなっている。

自らの逆境を言葉にする

ここまで述べてきたことは、福祉においても同じく重要な視点であろう。逆境のなかに置かれている人は、SOSが出せないだけではなく、そもそも自らが苦しい状況に置かれていることに気づいていない場合が多い。当人にとって、気づきそのものは大きな苦痛になるかもしれないが、自分の来歴と背景をふまえた上で、そこから先の人生を組み立てるきっかけになるという意味で、やはり自らが置かれた状況についての〈知〉は大きな支えとなる。

先ほど登場したスッチさんは、かつて自らもヤングケアラーとして、失業しアルコール依存症となっていた父親を養ってきた。彼女は子育てのなかでボランティアに関わるうちに、次第に職業的なケアラーになっていったのだが、支援者になりたてのころの研修をふりかえって、次のように語っている(『子どもたちがつくる町』、一七二-一七三頁)。

スッチさん 〔子育て支援の〕研修を受けて、で、そこでだんだん、自分の〔子ども時代逆境に〕置かれてたということとか、ものすごくよく、こうつながってきたりとかしはじめて。で、〔…〕自分のなかですとんと落ちるというか、なんかこう、パズルがはまるというか。なんか、『私はそういう状況やったし、そういう状況にあったんやな』とか、生きづらさやったりとか、いろんなことっていうことに気づいて。〔…〕なんていうかな、自分が育ってきた環境のこのなかでは、暴言も暴力もあったりとかするような状況のなかで育ってきてるし、自分も、なんていうかな、たたいたりはしいへんけれども、子どもの子育てについてはすごく悩んだりもしていたし、声かけとかうまくいけへんっていうようなこともあるし、で、何よりも生活があるからっていうので、まあ、〔子どもを家においていて〕仕事するっていうような状況だったから。でも、そのことをきっかけに、すごく、こう、なんていうかな、自分自身も変わっていったし……。

スッチさんが現在、サポートを必要とする家庭の訪問支援を続けている背景には、彼女自身が幼少期から家族を支え、シングルマザーとして悩んできたという来歴がある。自分の来歴について自覚することなく、知らず知らずのうちにケアラーになっていたのだが、自らが置かれていた状況を言葉で理解することによって、ケアラーとしてのスタイルが明確になったという。自らの子ども時代の逆境体験を言語化していくなかで、家庭訪問と生活支援を大事にするというケアラーとしての実践スタイルも形作られていったのだ。

5　行為の証人となる

選択する、未来をつくる

過去の人生を言葉で語ることができるようになることは、現在、そして未来を変える具体的な行動につながる。第二章で取り上げたスッチさんの言葉を再度引用する（『子どもたちがつくる町』、一九七頁）。

スッチさん　ファミリーホームで生活してる子って、結局〔…〕先の、自分の人生とかっていうこととか、〔本当は〕自分は悪くないし、〔なのに〕こう、選べるっていうこととかも、全然、もう、なんていうかな、あきらめてるというか、そういうことを思ってないっていうか。

希望はあるけど、でも、希望があっても、結局、でけへんし、成功体験がやっぱり少ない。大きくなって社会に出ても、やっぱり仕事が続かなかったりとか、いろいろ、やっぱり、コミュニケーションやったりとかで、やっぱり、つまずいたりとかしてしまうし。だから、そこも一個一個、できる限り話をして、選択肢ができるだけ増えるようにとか……。

逆境のなかで育った子どもたちは、自分の願いをそもそも発する機会がなかったかもしれない。それしか選択することができなかったという道を消極的に歩まざるをえないとしたら、それは環境が強いた不条理である。自ら願いを持ち、努力するチャンスを得て選び取れる環境を整える必要がある。逆境は選択を不可能にする。それゆえ本人の願いを聞き取り、努力を可能にする環境を整えることがケアの本義になる。

終末期の意思決定支援にしても、子育て支援における子どもの意見表明権にしても、当事者が自分の言葉を発することで、自らの人生をつくっていく営みであるという意味で共通している。当事者が人生の主導権を自分自身で握れるようになることが、困難な状況のなかでのケアのゴールだ。このような場面でのケアラーの役割は、場の安全を守り、当事者の語りに耳を傾け、当事者が選択した行為で失敗したとしても迎え入れ、再出発を応援する、そのような一連の行為の証人となることだろう。証人は、ただそこに居るだけで、何らかの変化を生む触媒となる。ケアラーは言語化の触媒であり、行為の触媒でもある。

行為としての言葉

語りを紡ぎ出していくサポートの進展に合わせて、ケアラーは行為を生み出すサポートにも関わる。たとえば終末期のケアにおいて、当事者が衰弱して何もできなくなりつつあるとき、何もできないことそのものを行為に組み替えるような転回がなされることがある。

次の語りは、終末期で体が麻痺していく三〇代の脳性麻痺の人のもとを、訪問看護師が訪れた場面についてである（『摘便とお花見』、七一頁）。

Fさん　で、本人は、もうやっぱり、そういうなんか積極的な治療を望まないんだろうなっていうのは、そういう〔延命治療を差し控える宣言の〕紙を出してるのでわかったんですね。

ほんで、あるとき行ったときに、まあ、起きてるのももう精いっぱいになりかけてたんですよ。もう手はほとんどなんていうか力が入らなくて。で、その人が、まあオーバーベッドテーブルにこうガバッ、ガバッて起こして〔…〕そこに〔延命治療を差し控えることへの〕同意書みたいなの、なんですか、尊厳死のやつを出して。手、力入らないのに、こうやって、こうやって〔一生懸命〕やって書こうとしてるんですけど、手に力が入らないから字が書けないんですよ。

で、『ああ』って思って、まあそれは摘便の日だったんですけどね。摘便ですけど、まあ時間一時間半なんですよね。で、私はそこにそうやってされてるベッドの横に、一応かばん置いて、で、じーっと座って、それをずっと見つめ続けたんですね。ほんで何もたぶん言わずに、見つめ続けたんです。それで、Yさんがどういうふうに手が動かないんかなとか、どこで失敗するんやろうっていうのをしばらくこうずうっと見てて。で、「ああ」とか言って、言いながら書いてはるんですよ。

延命治療を望まないと署名することは、死を前にした自らの意思を、家族やFさんに向けて示す行為である。署名によって現実の治療が変化することはないとしても、麻痺して動かない体で署名を行うという行為によって、自分で選び取った治療になる。それは、若くして病で死ぬという不条理へと応答する行為であり、何よりも自分が生きているということの肯定である。そして重要なことは、こうした「純粋な行為」の実現に、家族や看護師という証人が不可欠だったということだ。署名をしてほどなく、Yさんは寝ているあいだに亡くなった。

死に直面する当事者が取る純粋な行為のなかには、ユーモアという形を取ることもある。次の引用は、訪問看護師の山下さんが、第一章にも登場した独居の高齢男性を訪れる場面だ

（『現象学でよみとく専門看護師のコンピテンシー』、一〇三頁）。

山下さん　〔…〕私もなんか最初「早くあの山へ持っていってもらいたい」って言ったときに、『早く死にたいっていうことなんだろうなあ』とか思ったんですけど。で、たとえば私が血圧を測ると、「あと何秒であの世に行けますか？」とか言うんですよ、その人。〔…〕たとえば、「血圧測っていいですか？」って言うと、「いいですよ」って言って、ちゃんとこう腕を出して協力をしてくださって、で、測ったときに「あなたにこういうふうに言うのは、きっとあなたが困るだろうけど、ぷっと打ってぷっと逝けるのないですか？」とか。ハハハ。「きょう持ってないんですか？」とか。そういうなんかこうユーモアがすごくあって。で。

――**なるほど。うん、うん。**

山下さん　「私が言うとすごく困るだろうけど」って前置きをしながら、なんかやっぱり笑顔でそういうことを言ったりとか、あ、なんかすごいそこでこう二人で笑ったりとかして、「いや、ないですよ」って言うと、「ないですかあ、そうですよね」、みたいな感じなんですよね。で、私が「また来週来ますね」って言ったら、「また来週来てください」って、「私ここにこうやって座って待ってますから」っていうふうに、ま、おっしゃるようになったりとか。最初は、「早く死にたい」とか言うんだけども。

男性には、「死にたい」といいつつも、生きていることを肯定するユーモアがある。ユーモアは、状況へと介入して変化を引き起こす行為ではない。家庭と仲違《なかたが》いして独居する男性が、近づいた死に対してぎりぎり絶望せずに生を肯定する行為である。

この男性は、はじめは訪問入浴を拒んでいた。それがきっかけで山下さんに訪問看護の依頼がきたのだが、そんなときにもユーモアが発揮される（同、一〇二頁）。

ご本人に聞くと、もうね「私が入りたいのは風呂おけじゃなくて棺おけです」っておっしゃったと。

ユーモアは言葉による状況への応答の技法のひとつだ。ユーモアも聞き手がいないと成立しない。ユーモアは閉塞感のある現状とは異なる新しい世界を開く。現実には何も変化していなくとも、ユーモアは聴き手とのあいだに別の世界を開くのだ。ここでは死がオルタナティブな意味をまとって、新しい世界として描かれる。

ユーモアは言葉であるが、前節で描いたような状況を説明しクリアにする言葉ではない。

むしろユーモアそのものがひとつの行為である。イギリスの哲学者J・L・オースティンから始まった言語行為論という言語理論がある。それによると、単に事物を描写するのでなく、発することがそのまま行為となる言葉がある。たとえば「愛してる」と声をかけたときには、この「愛してる」という言葉自体が愛の宣言という行為だ。先述した脳性麻痺のYさんの署名でも、書き記した名前が死と向き合うことを宣言する行為となる。度々引用している往復書簡『急に具合が悪くなる』も、書簡全体として病と死へと向き合うことそのものを示す行為遂行的《パフォーマティブ》な言葉である。亡くなる三週間前の、宮野による最後の書簡から引用する（『急に具合が悪くなる』、二三五頁）。

それはなんて素敵なことなのでしょう。運命を生きるとは、こんな世界へとダイブすることであり、そのとき私たちはこの世界がさまざまな偶然という出会いから、自分を見出し、新しい「始まり」が生まれてくることを知ることができます。

なんて世界は素晴らしいのだろうと、私はその「始まり」を前にして愛《いと》おしさを感じます。偶然と運命を通じて、他者と生きる始まりに充ちた世界を愛する。これが、いま私がたどりついた結論です。

宮野はここで三回「始まり」を語る。もう時間がないことを意識しながら、そのなかで「他者と生きる始まり」を磯野に向けて語ることこそが、状況へと応答する行為となっている。

宮野は死の間際に、生きていることそのものを肯定する。そして自分が自分であり続けていることを確認し、他の人とつながっていることもまた確認している。「他者と生きる始まり」の確認は、磯野に向けて書くという行為として成就している。

患者と周囲が共に考え行動する

意思決定支援といわれるものについても、宮野真生子と磯野真穂の往復書簡は大事なことを教えてくれる。先ほどの引用よりも数ヶ月前、小康状態だったころのことである。母親がきかせてくる代替療法の情報に嫌気がさし、宮野は家族との病の会話を避けるようになる（同、七〇頁）。

ノイズのように入ってくる代替療法の話も聞きたくないので、親戚や友人にもあまり病気の話はしないようにしました。同じ頃、どうやらパートナーも身内からさまざまな代替療法の話を聞かされ、うんざりしていることに気づきました。

周囲が勧めてくる代替療法を、宮野は「ノイズ」としてシャットアウトしようとする。やがて宮野は独りで医療の専門論文を読み込み、医療を体内化しようとするようになる（同、七〇頁）。

結果、私は孤独になってゆきました。これが「良い患者」の姿です。

宮野は医療のスタンダードを内面化することで、かえって周囲の人から切り離されていく。行き詰まった彼女は、このあと友人からアドバイスをもらい、打開策を手にする。それは主治医に「一緒に考えてみてくれないか」（同、七一頁）と尋ねてみることだった。

つまり医療の専門家の立ち位置から、しかしあくまで宮野の視点に立って考えてほしい、とお願いしたということだ。そして「いまの〈私〉にどんな可能性があるんでしょう。先生何かありませんか？」（同、七三頁）と尋ねてみるのである。単に医療情報を与えて治療の選択を迫るだけでは、主治医と患者の交流は人格的なものではない。「一緒に考えて」と患者から語りかけたとき、初めてコミュニケーションが始まり、孤独が克服される。自由診療もふくめて、主治医が一緒に可能性を探してくれるようになる。

ここでは宮野が言及してはいない別の選択肢もあっただろう。たとえばがんを経験している者同士のピアグループに参加して語り合うという選択肢、あるいは医療者が同席して家族会議を開くことで（代替療法を勧める）親族とのコンセンサスを得ることもできたかもしれない。本人と多職種が同席するカンファレンスを開いて話し合うこともできたであろう。いずれの場合も、意思決定支援と呼ばれているものを他の人との語り合いに「開いて」いくということである。宮野は次のように語る（同、七四頁、強調は原書）。

たしかに、選ぶということそれ自体をおこなうのは、「私」でしかありませんし、その結果を引き受けるのも「私」です。でも、その選びへとたどり着くプロセスや、プロセスのなかで動く意思を私一人で担う必要はない気がするのです。だって、そもそも私が病を得たことで変化したのは私だけじゃないし、私が選んだ結果もまた、私一人にとどまるものではないから。

私の周りの人びとも病者がいるという変化にとまどいながら、その人生を形作ってゆかねばなりません。何を意思し、何を望むのかは、そうした変化のなかにあります。だとしたら、「選ぶ」にたどりつく前のプロセスは、多くの人に開かれてよいのではないでしょうか。〔…〕**一人で正しく選択するのだというプレッシャーをまず解除することで患者も**

医療者も楽になるのではないかと思うのです。

宮野は意思決定の共同性の必要を説明するために、そもそも病自体が共同的なものであるという理由を挙げている。ケアが共同的な営みであるのは、そもそも病が病人だけのものではなく、周囲の人を巻き込んだ共同の経験だからだというのだ。家族も患者と共に新たに「人生を形作ってゆかねば」ならない。これは非常に本質的な指摘である。私の病気であなたの人生が変化したからには、あるいはあなたの病気で私の人生が変化したからには、共に考えて応答するしかないのだ。

6　「答えのなさ」に耐える

ネガティブ・ケイパビリティ

しかし、死を前にしたとき、宮野のような力強い言葉をすべての人が発することができるわけではないだろう。そして彼女がどのような不安、恐怖、絶望のなかでこの言葉を発したのか、外側から想像することは難しい。言葉を持たない人を前にしたときに私たちはどうすればよいのか？

医療者が、分からないこと・答えを出せないことに耐える力は、イギリスの精神分析家ウィルフレッド・ビオンによってネガティブ・ケイパビリティと名づけられた。ネガティブ・ケイパビリティについては、作家で精神科医である帚木蓬生《ははきぎほうせい》が同名の著書で詳しく論じている（帚木蓬生『ネガティブ・ケイパビリティ』、一〇頁）。

なるほど私たちにとって、わけの分からないことや、手の下しようがない状況は、不快です。早々に解答を捻《ひね》り出すか、幕をおろしたくなります。

しかし私たちの人生や社会は、どうにも変えられない、とりつくすべもない事柄に満ち満ちています。むしろそのほうが、分かりやすかったり処理しやすい事象よりも多いのではないでしょうか。

だからこそ、ネガティブ・ケイパビリティが重要になってくるのです。

「分からない」という状況を前に医療者は何をするか。それは、患者や家族と対面して会話を続けるということだ、と帚木は記している（同、八六頁）。

ここにはもう技法も何も存在しません。主治医という人間と、患者という人間がいるだけです。医師が患者に処方できる最大の薬は、その人の人格であるという考え方は正鵠《せいこく》を得ています。

死を前にした不安は類型化できないし、応答するためのマニュアルもない。人生は一人ひとり異なるものであり、死を前にしたとき、自分の人生全体の重みを背負う。そして死の不安に処方できる薬はない。つまり、医療技術の外に出たところで医師は患者と対峙しなければならない。ここでも医療を超えたケアが話題になってくる。医療的処方が下せないがゆえに、医師は自分の「人格」を処方することに全力を注ぐ。先ほどは事前指示書にサインするという形での患者による「純粋な行為」を話題に挙げたが、今度は「ただ聴く」という、ケアラーの側の純粋な行為である。

本章のはじめに引用した小児がん病棟に勤めるGさんの言葉でこの章を締めくくりたい。母親から「なんでこの子死ななきゃいけないの?」という質問を受ける場面の続きである(『摘便とお花見』、二五七-二五八頁)。

Gさん　そう、あ、そうですね。たぶん答えのない質問を受けるのが怖いというか。
――うん。あ、なるほど。
Gさん　たぶん、答えられないし、何か答えなきゃいけないっていうふうに思ってるんですね、たぶん私が。だけど、答えられないこともいっぱいあるし、そういう面が無力っていうのにもつながって。もうもちろん死っていうことに対しての無力もあるけど。私なんにもやっぱりできない、できない、うん。〔「なんでこの子死ななきゃいけないんだろう？」っていう〕その質問も、私もしたいと思うし。「私もそう思ってます」って、いつも言うんですけど。
　答えのないもの、やっぱり死ってきっと……知ってる人もいるかもしれないけど私は死ってどういうことか分かんないし。うん、よく分かんないことを、よく分かんない質問で、何か、うん。『そんなこと聞かれたら怖いな』とか、『どうしよう』っていう。ま、『どうしようかな、どうしよう』ってのが大きいからそう言ったのかもしれないですね。自分の。
――でも、そういうお話をされる場合にはそういう、なんていうか、お答えできないような質問ってのはもう必ず……。
Gさん　そうですね。もう、質問じゃないのかもしれないですね。お母さんの気持ちかもしれないんですけど。ま、ほぼ一〇〇％そういう話になるので。うん、うん。ま、でも誰も、皆そう思いますよね。たぶん自分のすごい大事な人がそうなったら、『どうなるのかな』とかって言うと思うんですけど。

〔…〕そういう話ができなければ、ま、看護師辞めたほうがいいと、自分では思ってるので。そこはすごい大事というか。

「なんでこの子死ななきゃいけないんだろう?」という問いには答えがない。その問いによって何かが起きるわけではない「純粋な行為」である。だが確かなことは、誰かが聞き届けることで、この問いが行為になったということだ。そして、こうした重い問いかけは語る相手を選ぶ。問いを発することも難しい上に、言葉を投げかけても受け止めてくれる、信頼に足る宛先が必要になる。その宛先になれるよう、「ただ居る」というのが、さまざまな技術を削ぎ落とした後になおも残るケアの核心なのかもしれない。

第五章　ケアのゆくえ
――当事者とケアラーのあいだで

1　切断されるケア

新型コロナウイルス感染症

二〇二〇年一月から日本でも感染が広がった新型コロナウイルス感染症は、社会全体に深刻な影響を与えた。医療について論じられていることだけでも多岐にわたるが、とりわけケアという側面からは、「対面での人との接触」が制限されたことが大きな問題となった。

私が同僚と共に行った、新型コロナウイルスに感染した患者やその治療にあたった医療者、あるいは地域で活動する援助職の方々へのインタビューでも、極度の緊張と疲労の連続、さまざまなコミュニケーションの切断や、それをつなぎなおすことの困難が語られた。次の引用は、感染症内科の看護師の語りである（三浦麻子《みうらあさこ》、村上靖彦、平井啓《ひらいけい》編『異なる景色』、一三〇頁）。

Nさん 家族に最期まで面会ができず、帰るときには納体袋というビニール袋に入ってお棺に入れて、お棺のなかで面会するという状況も経験しました。やっぱり最期まで会えない病気なんだ。本当だったら家族に看取ってもらいながら最期を迎える人たちが、コロナにかかってしまったことでそれができない。

感染者が不幸にも亡くなってしまう場面であっても、家族はそばにいることができない。そもそも入院患者に家族が面会することすらできない。感染者がいなかったとしても、ほとんどの高齢者施設で面会が大幅に制限された。

感染者が重症化したとき、家族もまた感染の疑いのある濃厚接触者と見なされるため、病院で十分な説明を受けることもできない。本書の執筆時点では治療法も限られているので、本人の意思を尊重して選択させるという、これまで述べてきたようなケアの実践は困難な状況にある。次の語りは、大学病院の新型コロナウイルス専用病棟で、重症患者の看護にあたった看護師の言葉だ（同、一六八頁）。

Lさん　とにかく、言い方悪いんですけど、COVID-19〔新型コロナウイルス感染症〕に関しては、あんまり患者さんの意思が尊重されない。一応ちゃんとIC〔インフォームド・コンセント〕もするし、承諾も得てしてるんですけど。がんの患者さんとかだったら、患者さんに選択肢を何個か与えて、患者さんがそのなかから選んでいく感じなんですけど、COVID-19の患者さんはこういう治療をするかしないかしかない。だから、こうしますというICをされて、患者さんは「はい」としか言いようがない場面ばかりでした。

第二章で論じた人生会議が目指したような、「対話を尽くす」ケアの営みが、コロナ禍では不可能になってしまった。あるいは、面会謝絶ゆえに病院での看取りが選択しにくくなったため、準備が整っていないのにもかかわらず、在宅で看取るという選択肢を無理にでも選ぶ人が増えている、と語った訪問看護師もいた（同、一〇四頁）。

物資不足への対策と感染リスクの最小化の観点から、ICUでの重症患者のケアは看護師のみがあたる病院も多かったため、医師が患者と接する機会も減少した。こうした切断ゆえに、データだけ頭に入れて「全然イメージが湧かないまま」(同、一七六頁)の診療になる。医療者への誹謗《ひぼう》中傷・差別も各地の病院で起きた。クラスターが発生した病院からは清掃業者や洗濯業者が撤退し、遺体のエンゼルケアもできない(『新型コロナウイルス――ナースたちの現場レポート』)。これも切断の一側面だ。

パンデミックで見えなくなったもの

たとえば幼い子どもがいる家庭で母親が感染した場合、まだ言葉を解さない子どもであっても、母親は隔離しないといけないとされた。このことが親子双方に大きなストレスを与えることは、想像に難くない。私たちのインタビューに応じてくださった新聞記者の今村優莉《いまむらゆり》さんは、次のように語った(『異なる景色』、四六頁)。

今村さん　私には当時3歳になったばかりの長男と、1歳の次男がいます。「感染症」を理解できない子どもたちは、なぜ私が急に部屋にこもり始めたのかを理解できませんでした。とくに次男は「抱っこして!」と泣き叫び続けました。保育園に行けず、家からも出られず、朝から晩まで「ママ!」と泣きながら私を探しました。私がトイレに行こうとそろりと部屋から出ると「見つけた！」と言わんばかりに抱きついてこようとして、それを、夫が全力で押さえつけるからまた泣きまくる。その繰り返しでした。うつっちゃうと怖いから抱っこできないんだよ、と言いました。3歳の長男は、ママが病気なんだろうということは理解しているのですが、なんでママとパパが、怖い顔しながら、自分たちからママを引き離そうとするんだと、必死に理解しようとして怯《おび》えた顔になっていました。それが、とてもつらかったのです。あの表情は忘れられません。

感染症の仕組みを十分に理解できなかったのは子どもたちだけではあるまい。重度の知的障害者の施設でクラスターが発生した場面でも、理解が難しい患者へのケアが問われた（『異なる景色』、一二七頁）。混乱を避けるために、意図して情報の流路を制限するケースもいくつか耳にした。医療へのアクセスをコントロールするために各地の保健所につくられた帰国者・接触者外来はその典型だろう。

医療だけの問題ではない。外出自粛によって、家族関係がよくない家庭では虐待やDVが悪化した例も見受けられた。家族間の物理的な距離が近くなったことが、もともとの関係の切断を増幅し、逆説的に社会との切断を加速し、SOSを出せない状況に弱い立場の人びとを追い込んだ。

二〇二〇年、日本全国で自死が増加したことが報じられたが、特に若い女性にその傾向が顕著だった。このことは、社会の切断によって家庭内に生じた軋轢《あつれき》のしわ寄せが、特定の層に集中したことを暗示している。他方で、休校措置で給食がなくなったことによって、貧困層の子どもたちの栄養状態が悪化したという報告もある（私が調査をしている「にしなり☆こども食堂」は、そうした懸念ゆえ週六日の開催に踏み切った）。

私が見聞きした以外にも、人と人とのつながりが断たれてしまった弊害は、さまざまな形で現れているのだろう。意外なことに新型コロナウイルス感染症に関わった医療者へのインタビューで、本書が今まで取り上げてきたようなケアについての議論はほとんど登場しなかった。語られるのは、主に技術的な対応や資源の不足についての事柄であった。このことをもって、接触が制限されることでケアが難しくなったということとの間接的な証拠と見なすこともできるのかもしれない。

コロナ禍は、ケアの核心をなす「人とのつながり」が広範かつ繊細なものであることを、その不在を通して露《あら》わにした。すなわち、この深刻な感染症によって、ケアとは何か、いかにしてケアは可能なのかという問いを、私たちはあらためて突きつけられたといえよう。

トリアージと「ふるい分け」

もう一つ明らかになったことは、日本の医療における資源――結局のところ、それは技術と知識を持つ人びとのマンパワーである――が、感染症の拡大以前からすでに決定的に不足していた、ということだった。感染の拡大にともなって起きた急性期医療の逼迫《ひっぱく》は、すぐに他領域の医療資源をも圧迫することになり、保健所は感染症対策以外の業務をすべてストップしたとしても、対応しきれなくなった。

在宅医療でも、さまざまな問題が噴出した。自宅でケアをするという性質上、必要な防御を取りにくく、またマスクなどの資源が入手しにくくなったため、脆弱《ぜいじゃく》な重症者のケアが難しくなっていった。次の引用は訪問看護ステーションの責任者が二〇二〇年三月の感染拡大期について語った場面だ（同、一〇〇頁）。

Gさん　で、やばいな、どうしようとか思ってから、だーって〔感染拡大の〕速度がものすごく速くて、感染者が身近に迫ってくる感じが。で、やっぱりちょっと〔自分たちの〕動きは遅くて、マスクも事務所に一〇枚しかなかったんです。普段そんなに使わないから。だから本当に自分もものすごく反省したけど、準備が遅かったことで余計パニックになって。もうその時点ではサージカルマスクなんて入手できなかった。もうすべてですね。アルコールもそうだし、出遅れたな、ですけど。それでも〔SNSの〕フェイスブックで

〔窮状を〕叫ぶと、「レインコート余ってるよ」とか〔声かけをしてもらって〕、それでなんとか当面の分が確保できたところで、ちょっと一息を。〔…〕マスクも、とんでもない値段に手を出しましたけど、手に入りました。一万円ぐらいしたんです、一箱。もう眠れなかったですね。三時、四時ごろまで、いろんな通知文書見ながら。昼間は通常業務で、みんなも混乱しているところを落ち着かせて、指示を出さないといけない。そして発熱者がものすごく多い……。

このようなさまざまな段階での医療資源の逼迫は、トリアージという概念の再考を迫るものとなった。トリアージの語源は「ふるい分ける trier」というフランス語の動詞にあるが、医療の文脈では、救命に関わる高度医療を受けられる患者の優先順位を決めることを指す。感染拡大初期から、人工呼吸器やＥＣＭＯ（体外式膜型人工肺：ExtraCorporeal Membrane Oxygenation）をどの患者に用いるかが重大な議題となった。

しかし、特に二〇二〇年一二月から二〇二一年一月の第三波といわれる感染拡大期に起きたことは、厳密な意味でのトリアージではない。二〇二一年四月上旬の時点では、病床そのものが不足して搬送が難しくなったという報道はあるものの、人工呼吸器の適用においてトリアージが行われたという話は聞いていない。医療者へのインタビューでも、狭義のトリアアージが話題となったことはなかった（ここでは四月下旬以降の状況は除外）。だからといって、「ふるい分け」がなかったわけではない。PCR検査が受けられない人や、入院できない患者は都市部では多数にのぼる。あるいは入院時に延命治療をしないという了解を取るケースがあるという。さらには人工呼吸器を持たない病院しか空きがないケース、ワクチン摂取の順番といった、さまざまなレベルで医療資源のしぼりこみが行われたことは、周知のとおりだろう。この原稿を書いている二〇二一年四月の大阪でも、重症者病床の使用率が九〇パーセントに達したので、予定の手術を後回しにしてコロナ病床に回してほしいと、自治体が呼びかけている。これも本来だったら受けられたはずの医療が受けられないというふるい分けだ。

人工呼吸器をつけた元重症患者が、二〇二〇年四月の感染拡大期に救急車を呼んだときの様子を引用してみよう（同、三六頁）。

Uさん　そのとき〔酸素飽和度が〕八〇ぐらいだったのかな。「これはだめだ」っていうことで、そのときから酸素吸入をしてました。そこからはうつろなんですけど、〔救急隊員の〕三人の方が電話をとにかくかけまくって、一人の方が「iPhoneの充電器ある？」とか言われてるのも聞こえました。三時間三名で電話をかけまくって、一度断られた病院に最終的には受け入れてもらって、そこに行きました。そのとき、私はうつろでよく覚えてないんですけれど〔…〕。

「うつろ」と二度強調していることからもわかるように、相当な呼吸困難に陥っているのにもかかわらず、病床は見つからない。救急隊員が必死に搬送先を探している様子がうかがえる。ここでは、高度医療のトリアージは医療システム全体における多様なふるい分けの可能性の一部でしかなく、それ以前の医療資源の不足によって、どうにもならない事態が発生してしまっている。

感染症の拡大にともなって、利用可能な資源が制限されていく。資源とはモノだけではなく、ケアする人のことでもある。マンパワーの不足によってまず脅かされるのは、介助者を必要とする人、経済的に困窮している人たちなど、弱い立場に置かれた人の生活だ。このような資源の偏りと弱者の排除こそが、真のトリアージではないのか。

本書の大部分では、議論をクリアにするために医療とケアを区別して議論してきた。だが、そもそもケアが成り立つためには医療が必要不可欠であるし、医療資源の逼迫は即座にケアの切断につながる。加えてコロナ禍で私たちが学んだことは、そのようなケアの切断は、もともと困難な状況に置かれていた人たち、言い換えれば、最もケアを必要としている人たちから始まっていくということである。

2 ピアの文化

対話とケア

新型コロナウイルス感染症の拡大にともなって生まれた大きな変化がもう一つある。それは、この二〇年ほどのあいだに多くの人が関わり、草の根運動的に拡《ひろ》がってきた「対話」によるケアの実践が難しくなったことだ。その意味について考えるために、以下では、主にピアの視点から、「対話とケア」の拡がりをたどってみたい。

二一世紀に入ったころから、さまざまな対話のグループが日本各地で拡がっていった。私自身もいくつかの場に関わってきた。ケアの文脈でいえば、今世紀は「対話の場」が拡がった時代だといえる。そのなかでも特に勢いよく拡大していたのが、病や障害、逆境の当事者たちによるピアグループである。

ピアについては第一章と第三章でも言及したが、もともとは英語で「同僚、同輩、同級生、仲間、友人、対等者」などの意味を表す言葉だ。ピアグループの活動には、アルコホーリクス・アノニマスや断酒会、あるいは障害者の自立生活運動から始まる長い歴史がある。二一世紀の日本で起きたピアの新しい流れは、右のような狭義の当事者活動を引き受けつつ、地域のなかの居場所や新しいタイプの対話の場を生み出していく動きだ。対話の文化が普及した背景に「ピアの文化」への人びとの共感があることは、重要な点である。ピアの文化の根源である「経験を共有する」ことの重要性は、近年、分野を超えて認識されるようになってきていた。

ところが、コロナ禍で外出が制限されたことで、面と向かっての対話が不可能になった。オンラインで対話の場所を用意する試みもすぐに始まったが、対話の場を必要としている人たちのなかにはオンラインでの参加が難しい人も少なくない。私の周囲でも活動を一時中止したグループは多い。パンデミックで実際の活動が難しくなったことによって、私たちの社会がこの数十年間で育ててきたものの大きさに逆説的に気づかされることになった。

浦河べてるの家と「当事者研究」のスタート

「ピアの力」をよく表している例として、「浦河《うらかわ》べてるの家」を取り上げよう。べてるの家は、過疎化していた漁村・浦河で、精神障害者の人たちとソーシャルワーカーの向谷地生《むかいやちいく》良《よし》によって一九八四年に立ち上げられた。みんなの居場所であり、就労の場所でもあるスペースである。そして二〇〇一年に、べてるの家で「当事者研究」という活動がスタートする。

浦河べてるの家で生まれた「当事者研究」とは、統合失調症の症状に由来する「爆発」がおさまらず、行き詰まっていた青年に、向谷地が「一緒に研究してみないか」と声をかけたところから始まった活動だ。精神障害を持つ当事者が、自らの「苦労」――幻聴や妄想にともなう周囲とのトラブルが多かった――をグループの前で発表し、メンバーみんなで協力して「苦労」のパターンを明らかにしながら、自分の助け方を考えていく。そして、ソーシャルスキルトレーニング（SST）と呼ばれる、当事者主体の運用が可能な訓練技法によって自分の助け方を練習する、というものである。

心のなかで思い煩《わずら》っていた「苦労」を外在化し、あいまいだった困難を言語化することで、今までひとりで悩んでいたことを仲間とシェアするのである。そうすることで、医療で「症状」といわれていたものの性質は大きく変化する。このとき自分を侵襲する迫害的な幻聴は、対話の相手である「幻聴さん」になっていく（浦河べてるの家『べてるの家の「非」援助論』、一〇一 - 一〇二頁）。

共同住居で暮らす村中弘子《むらなかひろこ》さんの部屋には、中学生時代の同級生が住み込んでいる。もちろん「幻聴さん」である。〔…〕村中さんは言う。

「寝るときには布団も敷きません。名前を聞いたら『タカハシ』という名前でした」

彼女にとってタカハシさんは、嫌な存在であると同時に、一〇年同居した「彼」でもあるのだ。

「じゃ、タカハシさんと一〇年間も同棲《どうせい》しているんだね」と言うと照れくさそうに笑う。

そんな彼女もときどき、タカハシさんとのつきあいに苦労する。

「タカハシが、私にご飯を食べるなって言うの」

「それは嫌なことを言う人だね。ところで村中さん、痩せたいって言っていたよね」

「そう、あまりに太っているからね」

「じゃあ、タカハシさんも気にしてるのかな」

「そうかもね」

「タカハシさんは、痩せているの？　太っているの？」

「ちょっと待ってよ、聞いてみるから……あっ、スタイルはね、いいそうです」

医療の場では、幻聴という症状はしばしば病者と一体のものと見なされるが、「幻聴さん」は「タカハシさん」という話相手であり、村中さん本人からは切り離されている。

同じように、当事者研究を通してその人の「問題」がその人自身から区別される。「「爆発を繰り返す○○さん」が「爆発を止めたいと思っても止まらない苦労を抱えている○○さん」という理解に変わる」（浦河べてるの家『べてるの家の「当事者研究」』、四頁）のだ。

この人格と問題の切り離しは、同時に、投薬や隔離によって当事者の手を離れた「苦労」を、自ら取り組めるものとして本人に取り戻させる働きもする。浦河においては、〝治さない精神科医〟川村敏明《かわむらとしあき》が、投薬を減らすことで「みなさんが苦労を取り戻す」お手伝いをしてきた。「今日も、明日も、順調に問題だらけ」なのだ。これは、言い換えれば、当事者が一度奪われた自らの人生をふたたび摑《つか》み取ろうとしているということでもある。

当事者研究のプロセスのなかで、当事者は「統合〝質《しち》〟調症・難治性月末金欠型」というような「自己病名」をつける（同、四七頁）。この習慣は、病を負った人が、しばしば診断基準に従って決まりきったラベルを与えられ、画一化されることへの対抗の意味を持つ。あるいは「自己病名」は、医療にかかっていない当事者研究参加者にとっても自分の苦労をユーモアと共に外在化するきっかけとなる。自分の苦労にオリジナルな名前をつける行為は、自分自身の個別性を回復する試みの一環なのである。一人ひとりの苦労には、それぞれ異なるストーリーがあり、自己病名はその人自身の人生のストーリーを、周りの人と共有するためのものだ。

そして、当事者研究には笑いが絶えない。苦労をユーモアへと反転する力がある。グループが、苦労の多い人生を肯定し、仲間をつくる場所として機能する。これこそが「ピアの力」である。

今では日本各地にピアグループがある。「おんころカフェ」や「マギーズ東京」のような、がん患者・がんサバイバーのピアグループもあるし、あるいは刑務所のなかでの治療共同体、女子少年院や（触法の精神障害者が入院する）医療観察法病棟のなかでの当事者研究、虐待や性被害の当事者によるグループ活動も盛んに行われている。被害の人たちのグループだけでない。加害の位置に立った人は、しばしば困難な環境のなかで生まれ育っているから、彼ら／彼女らのピア活動は、実は依存症のピアグループや精神障害者の当事者研究からそう遠いものではない。発達障害を持つ人たちのピアグループも多数あると聞く。他にも、私の知らないさまざまなグループがあるだろう。

ピアサポーターの役割

ピアグループは、ファシリテーターとして支援者が入ることもあるが、当事者だけで運営されることも少なくない。この場合、先輩当事者であるピアサポーターの役割が大きい。もとをたどればアルコホーリクス・アノニマスが、先輩の依存症当事者を導きの糸として、ピアグループを組織していったことが出発点だが、このピアサポーターという文化が定着してきたのは二一世紀になってのことだろう。どの当事者文化においても、ピアサポーターは重要な役割を果たす。関西にある私の友人たちの当事者研究のグループでも、経験を積んだ精神障害当事者の方々が、積極的にグループをもり立てている。

最近訪れたある企業は、積極的に元受刑者を雇用していた。新しく入社した人には先輩の元受刑者がピアサポーターとしてつき、日々の相談を受けるだけでなく、休日も共にしてサポートしていた。ピアグループでの研修や余暇活動も定期的にあるという。余暇まで考えるこうした取り組みは、単に先輩が後輩の面倒を見るという意味だけでなく、ふとしたときに起こる薬物へのスリップを防止するという目的もあるという。その企業の社長は、「失敗して［刑務所に戻って］も、出てきたらまたサポートする。そういう場所が社会のなかに必要」と語っていた。

すでに本書に何度か登場している人物で、NPO代表であり、生活困難な家庭の家庭訪問をしている大阪市の子ども家庭支援員でもあるスッチさんも、ピアサポーターの側面を持つ。スッチさんは、かつて自らも同じ地域でひとり親家庭のヤングケアラーとして育ち、失業していた父親を支え続けてきた。つまり、プロの支援者でありながら、彼女が関わる地域の人たちにとってはピアサポーターでもあるのだ。家庭を訪問して生活を支援することへの彼女のこだわりも、この来歴と関係があるだろう。

生活困難や虐待環境で育った人が、同じ境遇に置かれた後輩をサポートするというピアサポートの仕組みは、北米でのラップアラウンド（社会的養護を経験した人が先輩として若者のサポーターとなる制度）をはじめ、海外では制度化されている。今後、日本でもますます一般的になっていくだろう。すでに、社会的養護出身の若者たちの国際団体であるＩＦＣＡ（インターナショナル・フォスター・ケア・アライアンス）などが、日本でも精力的に活動している。

仲間をつくること

ここまで、多様な領域にまたがって、ピアグループの活動が拡がっていることを確認してきた。それだけのニーズと汎用性があるということの証左だともいえるが、ひとつ、ここに挙げた例には共通点がある。それは、ピアの文化が生まれて発展していった場所は、逆境や死といった極限の困難に直面する人たちの集まりだったということだ。

本書では一貫して孤立をどのように解消しうるのかを問うてきた。孤立の解消がそのままケアにつながる場面がとても多いことがその理由である。ピアにおけるケアも、仲間をつくるケアだといえる。**孤立した人が仲間をつくれるようになること、これがピアグループの効**

果だと言い換えてもよい。逆境は孤立をともなう。それゆえ、仲間が見つかる場であるピアグループが意味を持つ。付け加えれば、プロの援助職は「友だち」にはなれないがゆえに、支援・被支援の仕組みには構造上の限界がある。そのため、先述した精神科医の川村敏明は、「ときには薬の処方に代えて〝仲間を処方〟したりする」（向谷地生良『技法以前』、一九二頁）。私自身もさまざまな当事者研究の場を見学したり、参加したりするなかで、「仲間ができた」という言葉を聞くことは多い。「仲間ができること」がケアにおいて大きな意味を持つということは、もう一度ここで強調しておきたい。

たとえば、（殺人や放火など重い触法の精神疾患患者が入院する）医療観察法病棟にいたある患者は、「当事者研究をやってみてどうでしたか？」という私の問いかけに、小さな声で「仲間が増えた」と答えた。この「仲間」とは、当事者研究に参加する他の患者やスタッフだけではない。テロリストと闘い続けているという彼の妄想のなかで、彼と一緒にテロリストと闘ってくれる「警察の仲間」が増えたのだ。当事者研究によって実生活のなかで仲間ができたことで、妄想の内容も穏やかになり、彼の心持ち、そして生活全体が平和になったのだという。

もう一つ例を挙げよう。私も参加していたあるイベントで、べてるの家の向谷地さんが、子どもの当事者研究として学校で受けたいじめをリサーチしている安本晃《やすもとひかる》さんに「理解してくれるのが難しい人と、理解してくれる人の割合ってどのくらい？」と聞いたとき、「二対二〇〇くらい」と答えたことがある。晃さんは「僕のことをわかってくれる人をどんどん増やしていって、僕のことをイジメてる奴《やつ》はこんだけいるけど、僕のことを大切にしてくれる人もこんだけいるんだぞ！　ということを思って頑張って耐えてます」と語っていた。もちろん現実にクラスに働きかけ、いじめを解決しなければならないことは言うまでもないが、当事者研究によって彼が仲間をつくり、サポーターがいるという意識を持てたことが、大きな力の源となっているのがわかる。

競争から降りることの価値

ピアや対話の拡がりによって、もう一つ「発見」されたものがある。それは、競争から降りることの価値である。

これはピア活動の歴史の延長線上に発見された価値観である。その背景には、長年医療を貫いていたパターナリズム、ひいては競争社会や優生思想に帰結するような進歩史観に対する障害当事者からの厳しい批判がある。競争から降りることも、パターナリズムを批判することもどちらもヒエラルキーを解除することだ。

ヒエラルキーから解放されることによって、救われる人がいる。当事者研究が精神障害を持つ人びとを超えて多様な市民に拡がった理由は、自分の苦労をシェアするピアの場に、社会のなかで肩の荷を下ろさせる力があるからだ。弱い立場を強いられた人の声が響く場所というだけではない。マジョリティの立場を自認する人にとっても、競争社会から降りて「弱さの自己開示」をすることによって心が楽になるということを、ピアを通じて私たちは発見した。世間体ゆえに自らに課していた肩の荷を下ろすということは、すなわち自分を縛り付けている一般通念や固定観念から抜け出ること、内面化された規範意識に気づきそこから抜け出るということと裏表の関係にある。当事者だけでなく支援者の側も、ヒエラルキーから解放されることで楽になれる。あるいは、自らが持つ特権に気づく機会を得たとき、何か解放されたような喜びが生まれる（グッドマン『真のダイバーシティをめざして』）。

実践上も「支援者vs.被支援者」というヒエラルキーを脇に置いて、支援者が自分の弱さと向き合うことによって、初めて可能になるコミュニケーションがある。私が行ったインタビューでも、どうすればヒエラルキーから脱却できるのかが話題になることがしばしばあった。

患者中心にフラットな話し合いをする場所づくりは、第二章の冒頭で人生会議を取り上げた際にも前提とされていたことだった。

逆に言えば、ピアに視点を置いた実践のなかにおいては、とりわけ権力や暴力に対して敏感になる必要があるということでもあろう。ピアグループは世間の規範から外れる場所なので、相手を傷つけてしまう行為が露出する危険もある。だからこそすべての人の安全・安心を確保することが求められる。「ピアグループなんだから対等に違いない」「ピアグループでは何でも語ってよい」という錯覚をしていないかどうか、無意識の力関係や暴力が隠蔽《いんぺい》されていないかどうかへの注意、他人の尊厳を踏みにじらないように気づかうこと、そして生じてしまった暴力に対処するための仕組みが必要となるだろう。

ピアの土台としての「地域」

現在では、たとえば精神科のクリニックやNPOなどの独立団体が、ピアグループを営む母体となることが多いようだ。しかし日本におけるピアグループの発生を考えたときに、その原動力としてグループが生まれた土壌としての地域の力が大きいことに気がつく。

二〇〇一年に始まった当事者研究が、浦河べてるの家という精神障害を持つ人たちの営利活動がベースにあるものだということはすでに述べた。地域のなかで「商売」を行い、作業所やグループホーム、訪問看護など、さまざまに生活を支え合う活動を行うなかで、「三度の飯よりミーティング」という語り合いの文化が醸成されたのだった。

数年前に私がべてるの家を訪問したとき、統合失調症の当事者の人たちが集まる会が「カフェぶらぶら」で行われていて、向谷地さんも参加していた。「〇〇さんがみんなに相談したいと言ってる」ということで、集まった会だった。○○さんが受ける電波攻撃について、さまざまな苦労が語られていた。ホワイトボードを使って書き留めるわけでもなく、ざっくばらんに会話が進み、その場は一時間ほどで終わった。その日の夕方、向谷地さんと食事をしていると、べてるの家のスタッフから向谷地さんに電話がかかってきた。「○○さんが電波の調子悪くなっちゃって大変そうなのですが、どうしたらいいでしょう」という相談だった。そのとき向谷地さんは、「○○さんの〔グループホームの〕隣の部屋、Xさんだったよね。Xさんの部屋で一晩一緒に過ごせないか頼んでみよう」と、午後のミーティングに一緒に参加していた当事者メンバーのXさんにお願いしていた。

翌朝になってみると、○○さんの調子はよくなっていた。昨晩、電波攻撃が激しくなったのは、自室が寒かったのが原因だったようだ。このとき私が感じたことは、ピアグループでの話し合いは、実は日々の暮らしのなかでお互いが頼り合ってコミュニケーションを取るという、互恵関係のベースがあって成り立っているということだ。自室の壁にはスタッフの携帯電話の番号が貼ってあり、調子が悪くなったらすぐに電話できる。そして仲間が周りに住んでいるので、何かあったらお互いさまで助け合える。このような場づくりの上に、当事者研究も成り立っている。

私が調査を行っている大阪市西成区のこどもの里でも、年代ごとの「女の子語ろう会」

「男の子語ろう会」「親の会」「エンパワメントの会」といったピア活動が組織されている。語ろう会は、こどもの里が遊び場であると同時に緊急時の避難場所であり、親元に帰れない子どものファミリーホームでもあるがゆえに生まれたグループ活動だろう。困難な生活環境のなかで傷を抱えている子ども親もいるが、彼らが安心して集まることができる場所をまず用意できているからこそ、こうしたピアグループが生まれる。加えて言えば、こどもの里という場所は、七〇団体が所属する「わが町にしなり子育てネット」に代表される、地域の子ども支援の緊密なネットワークの一部である。保育園や小中学校の先生たちとも密な連携があり、こどもの里が単独で活動しているわけではない。

ケアという文脈で考えたときに、このような**地域のなかの人の縁**、**安全安心な居場所**、そして**苦労を分かち合い**、**仲間を見つけられるピアグループ**といった、さまざまな段階のつながりの仕組みを考えることが大事だろう。専門職による一対一の関係だけがケアではない。コロナ禍という対面が極端に制限される情勢のなかで、地域の力の結晶としての居場所、そしてサポートのあり方について、あらためて真剣に考えていく必要がある。

3　「当事者」とは誰のことか

当事者の力

ピアグループという視点に立ったとき、患者や障害者と呼ばれてきた人たちが「当事者」に変化する。先述したように、ピアグループが拡がった背景には身体障害者の自立生活運動をはじめとした運動がある。それは、自らが望む生活を地域で実現するための基本的な権利を当事者が主張していく運動だ。

中西正司《なかにししょうじ》と上野千鶴子《うえのちづこ》は当事者を次のように定義している（中西正司、上野千鶴子『当事者主権』、二頁）。

ニーズを持ったとき、人はだれでも当事者になる。ニーズを満たすのがサービスなら、当事者とはサービスのエンドユーザーのことである。だからニーズに応じて、人はだれでも当事者になる可能性を持っている。

自立生活運動からピアグループにいたる革命は、支援者vs.被支援者という力の非対称性を打破し、ニーズを持った本人こそがケアの主体となるというパラダイムの変化を起こした。
ここまで論じてきたピアグループにおいても同様である。重要なのは体験を共有することだけでなく、パターナリズムが無効になることでもあった。専門職によって庇護される存在としてではなく、ニーズを持ったユーザーとしての権利を実現するために、自分に必要なケアを自らリクエストしていく流れのなかで、ピアグループやピアサポートも生まれている。続く中西の言葉には、本書が患者本人の言葉を聴くことにこだわり続けた理由が端的にまとめられている（同、三－四頁）。

〔…〕私の現在の状態を、こうあってほしい状態に対する不足ととらえて、そうではない新しい現実をつくりだそうとする構想力を持ったときに、はじめて自分のニーズとは何かがわかり、人は当事者になる。ニーズはあるのではなく、つくられる。ニーズをつくるというのは、もうひとつの社会を構想することである。〔…〕
当事者主権とは、私が私の主権者である、私以外のだれも——国家も、家族も、専門家も——私がだれであるか、私のニーズが何であるかを代わって決めることを許さない、という立場の表明である。

当事者という視点に立ったときのゴールは、願いを最大限かなえることであり、そのために必要な環境を最大限整えることである。

レジリエンス、エンパワメントといった言葉がある。これらは当事者が持つ力に注目した概念であり、今注目されていることには意味があるといえよう。当事者運動という視点から捉えたとき、エンパワメントを「支援者が当事者に力（パワー）を与えること」だと考えるのは誤解であろう。この解釈はいわゆるパターナリズムである。「本人が自分の力を発現するためには、どのような環境の調整が必要なのか」という視点が、エンパワメントの思想である。

弱さの肯定

ピアという視点に立つときには、当事者の強さと同時に、逆説的ながら弱さの肯定が話題となる。当事者の思想においては弱さが肯定される。強くある必要はない。人は誰でも弱くなるのであり、SOSを出せたり依存先を増やせたりすることが生存の鍵となる。浦河べてるの家および当事者研究が発見したのは、弱さの価値だった。弱さの「情報公開」を行い、仲間をつくっていくことが、生き抜く力となる――これが「当事者の主体化」に続く二つ目のパラダイムシフトだった（『べてるの家の「非」援助論』、一九六頁）。

〔…〕個々の「弱さの情報公開」をすることを通じて助け合いが生まれ、結果としてリスクを回避する効果がある。〔…〕弱さとは、強さが弱体化したものではない。弱さとは、強さに向かうための一つのプロセスでもない。弱さには弱さとして意味があり、価値がある〔…〕。「強いこと」「正しいこと」に支配された価値のなかで「人間とは弱いものなのだ」という事実に向き合い、そのなかで「弱さ」のもつ可能性と底力を用いた生き方を選択する。

社会環境のせいで「弱さ」となってしまうハンディキャップについて、適切なサポートを求め、他の人とつながることが、ニーズを持った当事者の「力」である。仲間をつくることは、弱さにおいてつながりをつくりだし、互助的なサポート関係を可能にするということでもある。これも、ここ数十年に、多様な場所で、そして日本中で広まってきた新たな価値観だろう。

ヤングケアラー

本節の最後に、最近大きな注目を集めているヤングケアラーの問題にあらためて触れておきたい。澁谷智子《しぶやともこ》は、著書『ヤングケアラー』で次のように定義している（澁谷智子『ヤングケアラー』、i頁）。

ヤングケアラーとは、家族にケアを要する人がいるために、家事や家族の世話などを行っている、一八歳未満の子どものことである。慢性的な病気や障がい、精神的な問題などのために、家族の誰かが長期のサポートや看護、見守りを必要とし、そのケアを支える人手が充分にない時には、未成年の子どもであっても、大人が担うようなケア責任を引き受け、家族の世話をする状況が生じる。

ヤングケアラーは困難の当事者であり、かつ家族をケアするケアラーでもある存在だ。ケアする立場の人であるが、本来は他の人からのケアを必要としている存在でもある（そして多くの場合、サポートを受けることなく孤立している）。孤立しやすく困難を抱えていると同時に、家族のケアを担うという大きな役割も果たしている。障害児のきょうだいもまたヤングケアラーのひとりだ。

私が関わる大阪市西成区は、深刻な貧困問題のある地域であり、きょうだいが多い家庭も多いので、ヤングケアラーは珍しい存在ではない。あるとき、私がこどもの里に滞在していたら、やんちゃそうな中学生の男の子が、乳児を優しく抱っこして遊びに来ていた。ホールにいた女の子にあかちゃんをバトンタッチして、自分は友だちとボール遊びを始めた。彼は学校では「いらんことして」と先生に怒られたりもする子なのだが、ヤングケアラーとしてきょうだいの面倒を見ている存在でもあるのだ。

子どもには学校に通って勉強しながら友だちをつくり、遊ぶという基本的な権利がある。これらの権利が侵されることは避ける必要があり、行政的なサポートが強く求められる（家族介護を前提としている介護保険の仕組みにも改善の余地があるだろう）。そして、もう一つ重要な点は、ヤングケアラーだけでなく、家族介護者のなかに、ケアをする人であると同時にサポートを必要とする当事者であるという、両義的な立場に置かれている人が少なくないということだ。家族介護者や、ひとり親家庭で子育てを行う保護者が典型である。そして、こうした両義的な立場にいる人たちは、往々にして孤立しやすい。

彼ら／彼女らが孤立せず生き抜くために必要なこととは何だろうか。前章でも触れた上間陽子の『裸足で逃げる』がヒントを与えてくれる。同書において、ケアラーであり、かつ当事者としてのニーズを持つシングルマザーたちが生き抜くためのリソースとなっていたのは、同じような境遇にいる人びとの互助的なサポート関係であった。言うまでもなく背景には制度的なサポートの不足があるのだが、その問題とは別に、ピアの力の大きさを物語る例であるともいえよう。

4　ケアラーの立ち位置とその支援

「素の時間」と「ゆらぎ」

本書全体を通して描かれてきたケアラーの役割とは何だったか。前章までで描いてきたのは、つながる人、つながりを生み出す人、変化と連続性の触媒となる人、状況への立ち会いの証人となる人だった。これに加えて、本章では新たに当事者とフラットな位置に立つ人という役割を見てきた。「フラットな位置」に立つための方向性としては、次の三つのものがある。

①権威的なパターナリズムから脱却する

②自ら傷つきやすい存在であると認めることから出発する
③患者・当事者と同じ平面で考える

夭逝した精神科医の樽味伸《たるみしん》は、「慢性期の病者の「素《す》の時間」」という論文のなかで、自らが無意識的に行っているラベリングを捨て去って臨む患者との会話を「素の時間」という言葉で表現している。女子閉鎖病棟で「日々同じような行動を繰り返していた」患者たちが、「すっとこちらにピントが合うようにやりとりのできる時間」があるという（樽味伸『臨床の記述と「義」——樽味伸論文集』、二三頁）。

それは、聞く側に「ピントが凄《すご》く合っている」と思わせるような、やりとりの自然な確かさを与える瞬間である。そしてそれらの後にしばしば、しばらく繋《つな》がっていく一定のすっきりした、あるいは少しだけ親密な時間である。

樽味は、白衣が引っかかって破れたり、カルテを書いているときにボールペンがこわれたり、といったハプニングに続けて、このような「素の時間」が訪れると語っている。

専門用語に縛られることなく、日常の感覚を通じて患者と相対したとき、異なる関係が生まれ、臨床が変化する。感情を動かされないように、巻き込まれないようにするというケアラーの側の防衛があるとしても、専門知識を頼りに分析的な目線で、過度に客観的に対峙しようという態度になってしまうと、当事者とのあいだにすれ違いが起きる。樽味は、統合失調症の慢性期を想定したために、ハプニングが起きたときに専門家と患者のあいだの非対称性が崩れて「ピントが凄く合っている」という経験の仕方をしたのだと思われるが、別の場面では「素の時間」はまた異なる姿を取るだろう。

大阪市西成区での子ども支援の調査でインタビューをお願いしたある若い女性は、母子家庭で母親やきょうだいの面倒を見るヤングケアラーだった。中学生のときに突然母親がいなくなり、小さいころから遊び場として通っていたこどもの里のファミリーホームに一年滞在したのち、他県の高校、大学に進学し、やがて就職した。今でも季節ごとにこどもの里に戻ってくる。彼女が困難な家庭環境のなかで育ったにもかかわらず、専門職を持つ社会人としてひとり立ちできた理由は、彼女自身の必死の努力ももちろんだが、母親がいなくなるという緊急時にもこどもの里が頼ることのできる安全な居場所だったこと、そしてスタッフが生活や進路をサポートすると共に、継続的に話を聴いてくれたことだという。特に、ガニさんと皆から呼ばれている植月智子さんについて、彼女は印象的に語っていた。

〔高校に進学して他県に引っ越してからも〕ガニに電話して。もう、ひたすら。いつも電話するとき大泣きしてみたいな感じやったんですけど。ガニがひたすら話聴いてくれて。ガニもすごい今、大変やと思うのに、遠く離れた自分のことも面倒見てくれて、それが私にとってすごい、ほんまに支えやったですよね。ガニの存在は特に。

〔中学生のころ、こどもの〕里〔に〕、住んでるころからもそうですけど、〔…〕どうやって伝えればいいかっていうのが難しかったから、ひたすら泣いたり暴言吐いたりとかしかできなかったんですよね。三階の〔ファミリーホームに〕自分の部屋あったんですけど、大暴れして泣いたりして、「死にたい死にたい」ってずっと言ってて。そんときはほんまに、『めちゃ死にたい』とか思ったけど、全部ガニが止めてくれてたっていうのがあるかなって感じですね。

〔…〕ガニは、ずっとぶつかってきてくれるんですよね、ガニも一緒に。ガニも一緒に泣いてくれたりとかしてくれてたんで。ずっと寄り添ってくれてたって感じですね、ガニは。そういう人が一人でもいたからこそ、ぐれずにやっていけたっていうのもあるし。

「一緒に泣いて〔〕」しまうくらい近い立場にいるということは、裏返せば、そのケアラーは「巻き込まれてしまっている」といえるのではないか、と思う人もいるかもしれない。しかし、ガニさんがこの女性の幼少期から大人になるまでずっと「ぶつかってきてくれ」たこと、そして話に真剣に耳を傾けてくれたことによって、「『めちゃ死にたい』とか思ったけど、全部ガニが止めてくれてた」という言葉のとおり、この女性は生き延びた。これも支援者の鎧《よろい》を捨てた「素の時間」の顕れだろう。

答えの出ない問い

前章で引用した帚木蓬生が、患者の終末期に医師ができることとして、答えの出せない患者の問いかけを聴き続けることだと書いていた。そして、答えがわからないところに佇むケアをネガティブ・ケイパビリティと呼んだのだった。どのような場合でも、最終的には人格全体で相手にどう直面するかが問われる。目の前にいる人が、終末期の患者なのか、大きな困難のなかにいる若者なのかという違いだけだ。

「ぶつかる」場は、答えのない問いを突きつけられる〈出会いの場〉でもあろう。ソーシャルワーカーの尾崎新《おざきあきら》は、そのような〈出会いの場〉において沈黙してしまうことを「ゆらぎ」と呼んだ。次の引用は、障害を持つ子どもを育てているさなかに遭遇した交通事故のリハビリ中に「も・う・が・ん・ば・れ・な・い」と指文字で示した女性に、尾崎が「何も答えられなかった」という場面である（尾崎新編『「ゆらぐ」ことのできる力』、二八頁）。

〔…〕「ゆらぎ」と向きあうとき、私たちには大きな苦痛や無力感がともなう。しかし、援助者は「ゆらぎ」に直面するとき、少なくとも次のような自分を相手に伝えることはできる。すなわち、「ゆらぎ」を否認も回避もせず、「ゆらぎ」に直面している自分を伝えることができる。

この言葉は、前章の最後で取り上げた、小児がんの子どもを前にした母親から「なんでこの子死ななきゃいけないいんだろう」と問われた看護師Gさんの構えとも重なる。目の前にいる相手が語る困難を受けとめられたかどうかはわからない。まして、どのように応答するのが適切なのかなんて。しかし、そのような場合でも、目の前に居続けることは必要になる。これが、尾崎の文章とGさんの語りに共通する結論だった。

支援職への支援

他の人の困難を自分事として背負い込み、ときには患者や利用者からの暴力や暴言、あるいは唐突な死などにさらされ続ける支援職としてのケアラーは、実践自体が自らの傷となることも多い。当事者だけでなく、支援職も傷を負う。このことは、コロナ禍で注目されたエッセンシャルワーカーとしてのケアラーの問題とパラレルである。ケアラー自身が傷や逆境の当事者になりうる。「燃え尽き症候群」は、コロナ禍以前からあらゆるケアの現場で問われている課題である。

ケアラー自身が支援を必要としている場合どうするか。明確にこうすればいいという答えはない。しかし、ここでも同じ境遇にある支援職同士によって結ばれるピアの関係が大きな意味を持つだろう。実際に、ケアラーのケアという同様の文脈で、支援者の円卓、支援者支援や支援者のグリーフケア、支援者の当事者研究といった活動が注目されるようになってきている。支援職が守られている場、つまり患者や利用者から責められることがない場、そして支援職同士がお互いを自分の価値観で批判しない場所として、支援職が語り合えるさまざまなピアグループが生まれてきているのだ。

とりわけ、終末期や虐待あるいは人工妊娠中絶のような外傷的な場面に接することが多いケアラーは、その実践において、まとっている職業人としての鎧を捨てて、素の自分で対峙しないとならないような場面に遭遇するだろう（本書のなかでもそのような場面をたくさん引用してきた）。ただでさえケアラーは傷を受ける場にさらされやすいが、自ら防御壁を捨て去って当事者に向き合わざるをえない場面では、より傷つきやすくなる。今現在の実践の難しさだけでなく、自身が幼少期に負っていた過去の傷がよみがえることもある。仮面を捨てなければ支援できない、仮面を捨ててしまえば自らが傷ついてしまう。そうしたアンビバレントな状況に、ケアラーは追い込まれやすい。

支援職同士が安心して語り合うことができる場の存在は、まだまだ一般的なものではないかもしれない。しかし、その数はこれからもっと増えていくだろう。

あとがき

本書は「ケアとは何か」という問いについて、私が対人援助職の語りを聴き、実践の現場を観察するなかで学んだことのエッセンスを記した本である。

全体を通して読むと、「生を肯定する」「出会いの場をつくる」「小さな願いごとを大切に」「落ち着ける場所を持つ」「仲間をつくる」といった、シンプルな主題をめぐる変奏曲となっていることがわかるだろう。身体的なケアと心理的なケアのあいだに境目を設けていないだけでなく、医療と福祉を横断するような目線でケアを考えてきたことも、本書の特徴の一つではないかと思う。

もう一つの特徴は章構成である。コミュニケーション、願い、存在の実感、苦境への応答、ピアサポートという章立ては、一般的な教科書ではおそらく採用されない。だがこれは、私が医療・福祉の現場で学んできたことを整理するなかで、必然として決まっていったものである。読者におかれては、いわゆる教科書的区分けとは異質なものであることをご承知いただいた上で、素人なりにゼロからケアを考えた結果として受け止めてもらえれば幸いである。

本書執筆のお話を中公新書編集部の楊木文祥さんからいただいたとき、お引き受けできるかどうか迷いがあった。たしかに私は二〇年近く医療福祉現場での調査研究を重ねてきた。しかし、今のところ自分自身は病や障害の当事者ではないし、対人援助職に従事してもいない素人である。そもそも、日常生活においては人に迷惑をかけてばかりで、「ケアとは何か」という大きな内容を大上段に語る資格を持っているような人間ではない。

しばらく悩んだのち、この間に出会ってきた援助職の皆さんから教わったことだったら書けるのではないかと思い至った。そして、拙著『摘便とお花見』や『在宅無限大』『子どもたちがつくる町』などに登場した人びとの語りも交えつつ、第一章から第四章までを一気に書き下ろした。その後、推敲のかたわら、第五章を付け加えた。楊木さんと内容についての対話を繰り返し、共同作業でつくっていった書物である。

本書は、「私が出会ってきた敬愛すべき対人援助職の人たちは、こんなことを大事にしながらケアをしていた」という学びをまとめた本である。この一〇年間、インタビューに応じてくださった実践者の皆さん、そしてインタビューという形はとっていないが、私に大事なことを教えてくださった方々に心から感謝申し上げる。ただ、本書の内容が「〜すべきだ」というふうに、何かをケアラーの皆さんに教えようとしたものではないことは強調したい。むしろ、対人援助職の皆さんの真摯な実践へのオマージュとして読んでいただけたなら幸いだ。

この本は私が調査するなかで出会った、日々の実践場面からケアについて考えたものである。そのため、たとえば安楽死や脳死をめぐる議論や、生殖補助医療、出生前診断と人工妊娠中絶といった、医療倫理での重要な争点については論じていない。正確には、対人関係の機微に関わる文脈で倫理の問題に触れてはいるが、法的な判断や社会的な規範には触れていない。本書が倫理に触れるのは、あくまで目の前にいる人を尊重すること、そして〈からだ〉への気遣いとしての視点においてである。

また、統計的なデータがほとんど登場しないことに、驚かれる読者もいるかもしれない。本書で行われているような、患者・当事者・対人援助職の経験における内側の――エビデンスベースの医学的知見からはこぼれ落ちる――視点からケアを描くという試みは、私がこれまで一貫して挑戦してきたものであり、本書もその方針を踏襲している。

この書き方は現象学という哲学の方法論に由来している。私はふだんインタビューデータを現象学にもとづいて細かく読み込む作業をしている。本書ではその手続きはとらなかったが、本書の内容そのものが現象学的な他者論であり、身体論であり、自我論となっている。その意味で、本書は哲学者の名前がほとんど登場しない哲学書でもある。

最後にやや宣伝めくが、ほぼ同時に出版される拙著『交わらないリズム』（青土社）は、医療現場を貫くダイナミズムについて、リズムという視点から哲学や文学を参照しつつ論じた存在論となっている。同じ実践現場をまったく異なるアングルから見た姉妹編として、併せて読んでいただけたら幸いである。

二〇二一年四月一八日　大阪にて

村上靖彦

澁谷智子（2018）『ヤングケアラー――介護を担う子ども・若者の現実』中公新書
樽味伸（2006）『臨床の記述と「義」――樽味伸論文集』星和書店
津止正敏（2021）『男が介護する――家族のケアの実態と支援の取り組み』中公新書
上間陽子（2017）『裸足で逃げる――沖縄の夜の街の少女たち』太田出版
浦河べてるの家（2002）『べてるの家の「非」援助論――そのままでいいと思えるための25章』医学書院（シリーズ　ケアをひらく）
浦河べてるの家（2005）『べてるの家の「当事者研究」』医学書院（シリーズ　ケアをひらく）
渡邉琢（2018）『障害者の傷、介助者の痛み』青土社

帚木蓬生（2019）『ネガティブ・ケイパビリティ――答えの出ない事態に耐える力』朝日選書
入江杏（2013）『悲しみを生きる力に――被害者遺族からあなたへ』岩波ジュニア新書
松本俊彦編（2019）『「助けて」が言えない――ＳＯＳを出さない人に支援者は何ができるか』日本評論社
M. モラスキー（2018）『新版　占領の記憶　記憶の占領――戦後沖縄・日本とアメリカ』鈴木直子訳、岩波現代文庫
宮野真生子、磯野真穂（2019）『急に具合が悪くなる』晶文社
西村ユミ（2016）『看護実践の語り――言葉にならない営みを言葉にする』新曜社
杉山春（2013）『ルポ　虐待――大阪二児置き去り死事件』ちくま新書
上間陽子（2017）『裸足で逃げる――沖縄の夜の街の少女たち』太田出版

第五章

D. J. グッドマン（2017）『真のダイバーシティをめざして――特権に無自覚なマジョリティのための社会的公正教育』出口真紀子監訳、田辺希久子訳、上智大学出版
インターナショナル・フォスターケア・アライアンス（IFCA）ホームページ（2021 年 4 月 18 日閲覧）: https://ifcajapan.org/
久保樹里（2019）「地域で困難を抱える子どもと家族を支えるために――米国ラップアラウンドの実践を通して」『子どもと福祉』第 12 巻、明石書店
熊谷晋一郎（2020）『当事者研究――等身大の〈わたし〉の発見と回復』岩波書店
三浦麻子、村上靖彦、平井啓編（2021）『異なる景色――新型コロナウイルス感染禍に際する感染経験者・医療従事者へのインタビュー記録』: https://sites.google.com/view/hsp2020/InterviewTranscripts
向谷地生良（2009）『技法以前――べてるの家のつくりかた』医学書院（シリーズ　ケアをひらく）
村上靖彦（2019）「当事者研究と笑顔――医療観察法病棟で幻聴妄想を聞く」『精神看護』第 22 巻 6 号
中西正司、上野千鶴子（2003）『当事者主権』岩波新書
日本看護協会出版会編集部編（2021）『新型コロナウイルス――ナースたちの現場レポート』日本看護協会出版会
尾崎新編（1999）『「ゆらぐ」ことのできる力――ゆらぎと社会福祉実践』誠信書房

宮野真生子、磯野真穂（2019）『急に具合が悪くなる』晶文社
岡部まや（2020）「急性期領域の若手看護師がもつ死生観に関する現象学的考察――時間の有限性の中で患者と向き合う経験に着目して」大阪大学人間科学研究科 2019 年度修士論文
日本透析医学会ステートメント（2019 年 5 月 31 日／2021 年 5 月 15 日閲覧）: https://www.jsdt.or.jp/info/2565.html
熊谷晋一郎「自立とは「依存先を増やすこと」」（全国大学生活協同組合連合会ホームページ／2021 年 5 月 15 日閲覧）: https://www.univcoop.or.jp/parents/kyosai/parents_guide01.html
鈴木大介（2020）『「脳コワさん」支援ガイド』医学書院（シリーズ ケアをひらく）
外山義（2003）『自宅でない在宅――高齢者の生活空間論』医学書院
渡辺一史（2003）『こんな夜更けにバナナかよ――筋ジス・鹿野靖明とボランティアたち』北海道新聞社（のちに文春文庫）
Winnicott, D. W.（1965）*The Maturational Process and the Facilitating Environment*. International Universities Press

第三章

Gendlin, E.（1996）*Focusing-Oriented Psychotherapy: A Manual of the Experiential Method*. Guilford Press
星野源（2019）『よみがえる変態』文春文庫
上岡陽江、大嶋栄子（2010）『その後の不自由――「嵐」のあとを生きる人たち』医学書院（シリーズ　ケアをひらく）
東畑開人（2019）『居るのはつらいよ――ケアとセラピーについての覚書』医学書院（シリーズ　ケアをひらく）
Winnicott, D. W.（1971）*Playing and Reality*. Routledge（邦訳：D. W. ウィニコット（2016）『改訳　遊ぶことと現実』橋本雅雄／大矢泰士訳、岩崎学術出版社）

第四章

J. L. オースティン（2019）『言語と行為――いかにして言葉でものごとを行うか』飯野勝己訳、講談社学術文庫
Felitti, V. J. et al.（1998）Relationship of Childhood Abuse and Household Dysfunction to Many of the Leading Causes of Death in Adults The Adverse Childhood Experiences（ACE）Study. *American Journal of Preventive Medecine*, 14（4）, pp. 245-258
船戸優里（2020）『結愛へ――目黒区虐待死事件　母の獄中手記』小学館

Meltzoff, A. N. & Moore, M. K.（1977）Imitation of facial and manual gestures by human neonates. *Science*, 198（4312）: pp. 75-78.
西村ユミ（2001）『語りかける身体――看護ケアの現象学』ゆみる出版（のちに講談社学術文庫）
西村ユミ（2002）「交流をかたちづくるもの」中村雄二郎、木村敏監修『講座 生命 vol.6』河合文化教育研究所
V. スクレトコヴィッチ編（1998）『ナイティンゲール看護覚え書　決定版』助川尚子訳、医学書院
東京都立松沢病院（2020）『「身体拘束最小化」を実現した松沢病院の方法とプロセスを全公開』医学書院
J. トラベルビー（1974）『人間対人間の看護』長谷川浩／藤枝知子訳、医学書院
津久井やまゆり園利用者支援検証委員会（2020）『津久井やまゆり園利用者支援検証委員会中間報告書』: https://www.pref.kanagawa.jp/documents/62352/r20518kousei01_2.pdf
Wicker, B., et al.（1998）Brain regions involved in the perception of gaze: a PET study. *Neuro Image*, 8（2）, pp. 221-227

第二章

紅谷浩之（2019）「地域包括ケアとＡＣＰ」『Pharma Medica』第 37 巻 11 号
姫野直行（2019）「小籔さん起用の「人生会議」ポスター、批判受け発送中止」（朝日新聞デジタル 2019 年 11 月 26 日／ 2021 年 4 月 18 日閲覧）: https://www.asahi.com/articles/photo/AS20191126002866.html
厚生労働省ホームページ「「人生会議」してみませんか」（2021 年 4 月 18 日閲覧）: https://www.mhlw.go.jp/stf/newpage_02783.html
共同通信（2019）「終末期、家族で話し合いを　ポスター炎上で新たな動き」（日本経済新聞電子版 2019 年 12 月 16 日／ 2021 年 4 月 18 日閲覧）: https://www.nikkei.com/article/DGXMZO53394890W9A211C1CR0000/
深田耕一郎（2013）『福祉と贈与――全身性障害者・新田勲と介護者たち』生活書院
I. ジネスト、R. マレスコッティ、本田美和子（2016）『「ユマニチュード」という革命――なぜ、このケアで認知症高齢者と心が通うのか』誠文堂新光社
牧野日和（2018）『最期まで口から食べるために 2』全国高齢者施設看護師会
M. メイヤロフ（1987）『ケアの本質――生きることの意味』田村真／向野宣之訳、ゆみる出版

主要参考文献

全般

村上靖彦（2013）『摘便とお花見――看護の語りの現象学』医学書院（シリーズ　ケアをひらく）

村上靖彦（2016）『仙人と妄想デートする――看護の現象学と自由の哲学』人文書院

村上靖彦（2017）『母親の孤独から回復する――虐待のグループワーク実践に学ぶ』講談社叢書メチエ

村上靖彦（2018）『在宅無限大――訪問看護師がみた生と死』医学書院（シリーズ　ケアをひらく）

井部俊子・村上靖彦編著（2019）『現象学でよみとく専門看護師のコンピテンシー』医学書院

村上靖彦（2021）『子どもたちがつくる町――大阪・西成の子育て支援』世界思想社

村上靖彦（2021）『交わらないリズム――出会いとすれ違いの現象学』青土社

まえがき

西村ユミ（2016）『看護実践の語り――言葉にならない営みを言葉にする』新曜社

第一章

藤岡淳子編著（2019）『治療共同体実践ガイド――トラウマティックな共同体から回復の共同体へ』金剛出版

藤田愛（2018）『「家に帰りたい」「家で最期まで」をかなえる――看護の意味をさがして』医学書院

本田美和子、I. ジネスト、R. マレスコッティ（2014）『ユマニチュード入門』医学書院

Hooker, C. I., et al.（2003）Brain networks for analyzing eye gaze. *Cognitive Brain Research*, 17（2）: pp. 406-418

川口有美子（2009）『逝かない身体――ＡＬＳ的日常を生きる』医学書院（シリーズ　ケアをひらく）

厚生労働省（2017）「新たな社会的養育検討委員会」参考資料：https://www.mhlw.go.jp/file/05-Shingikai-11901000-Koyoukintoujidoukateikyoku-Soumuka/0000163285.pdf（2020年2月18日閲覧）

村上靖彦（むらかみ・やすひこ）

1970年，東京都生まれ．東京大学大学院総合文化研究科博士後期課程満期退学．基礎精神病理学・精神分析学博士（パリ第七大学）．現在，大阪大学大学院人間科学研究科教授．CiDER（大阪大学感染症総合教育研究拠点）兼任教員．専門は現象学的な質的研究．

著書『自閉症の現象学』（勁草書房，2008）
『治癒の現象学』（講談社選書メチエ，2011）
『傷と再生の現象学』（青土社，2011）
『摘便とお花見』（医学書院，2013）
『仙人と妄想デートする』（人文書院，2016）
『母親の孤独から回復する』（講談社選書メチエ，2017）
『在宅無限大』（医学書院，2018）
『子どもたちがつくる町』（世界思想社，2021）
『交わらないリズム』（青土社，2021）
『「ヤングケアラー」とは誰か』（朝日選書，2022）
『とまる、はずす、きえる』（共著，青土社，2023）
ほか

ケアとは何《なに》か
中公新書 *2646*

2021年6月25日初版
2024年5月30日6版

著　者　村上靖彦
発行者　安部順一

本文印刷　暁印刷
カバー印刷　大熊整美堂
製　　本　小泉製本

発行所　中央公論新社
〒100-8152
東京都千代田区大手町1-7-1
電話　販売 03-5299-1730
　　　編集 03-5299-1830
URL https://www.chuko.co.jp/

Published by CHUOKORON-SHINSHA, INC.
Printed in Japan　ISBN978-4-12-102646-0 C1247

中公新書刊行のことば

いまからちょうど五世紀まえ、グーテンベルクが近代印刷術を発明したとき、書物の大量生産は潜在的可能性を獲得し、いまからちょうど一世紀まえ、世界のおもな文明国で義務教育制度が採用されたとき、書物の大量需要の潜在性が形成された。この二つの潜在性がはげしく現実化したのが現代である。

いまや、書物によって視野を拡大し、変りゆく世界に豊かに対応しようとする強い要求を私たちは抑えることができない。この要求にこたえる義務を、今日の書物は背負っている。だが、その義務は、たんに専門的知識の通俗化をはかることによって果たされるものでもなく、通俗的好奇心にうったえて、いたずらに発行部数の巨大さを誇ることによって果たされるものでもない。現代を真摯に生きようとする読者に、真に知るに価いする知識だけを選びだして提供すること、これが中公新書の最大の目標である。

私たちは、知識として錯覚しているものによってしばしば動かされ、裏切られる。私たちは、作為によってあたえられた知識のうえに生きることがあまりに多く、ゆるぎない事実を通して思索することがあまりにすくない。中公新書が、その一貫した特色として自らに課すものは、この事実のみの持つ無条件の説得力を発揮させることである。現代にあらたな意味を投げかけるべく待機している過去の歴史的事実もまた、中公新書によって数多く発掘されるであろう。

中公新書は、現代を自らの眼で見つめようとする、逞しい知的な読者の活力となることを欲している。

一九六二年一一月

中公新書

医学・医療

q1